U0248826

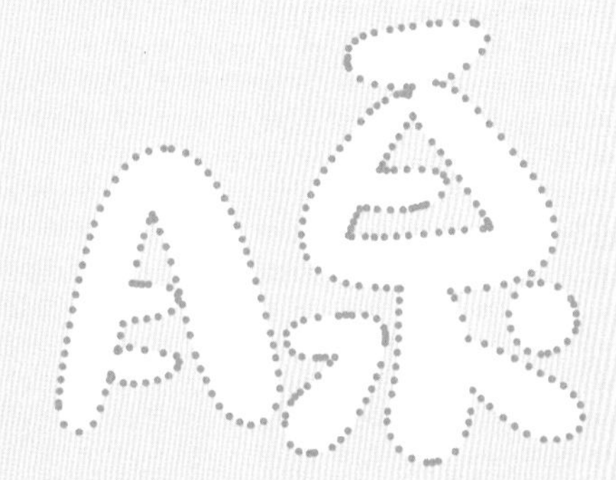

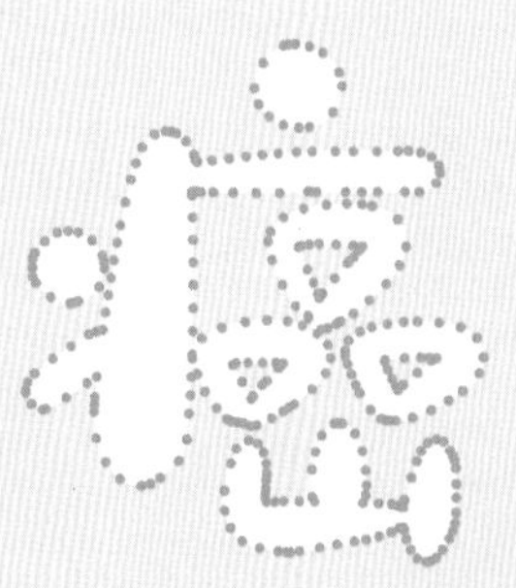

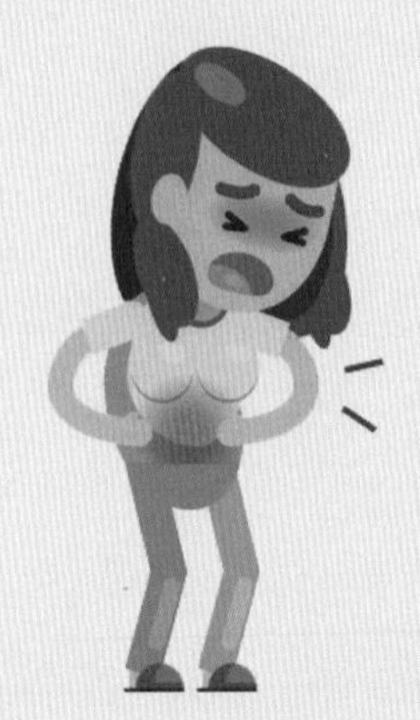

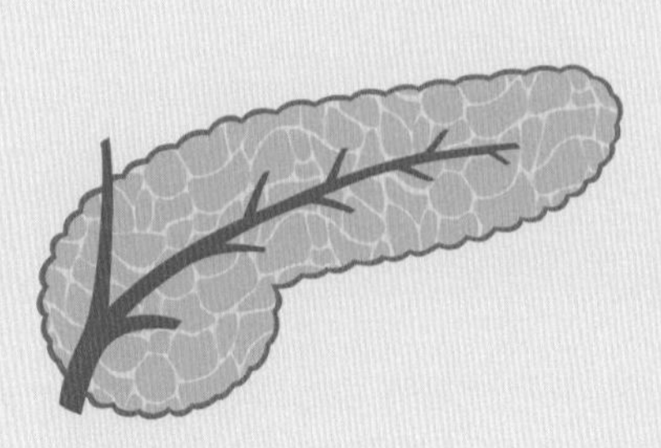

·季加孚·　·张　宁·
总主编　执行总主编

肿瘤科普百科丛书

胰腺癌

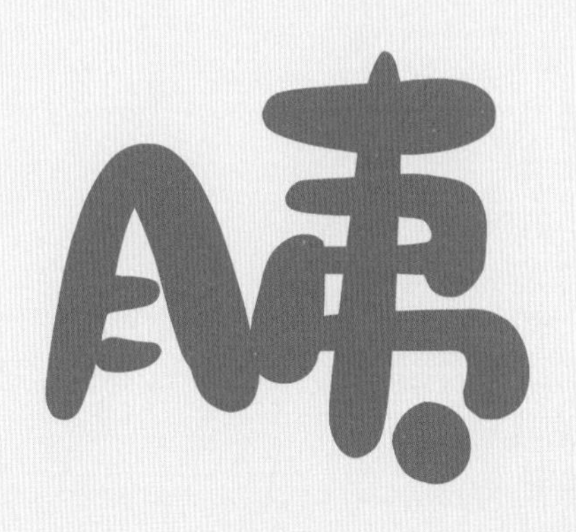
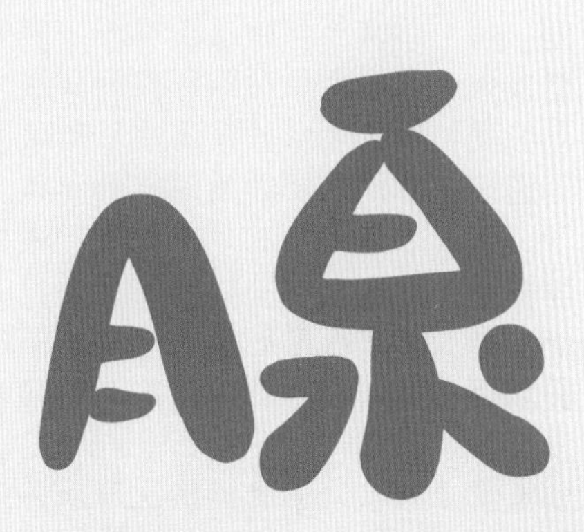
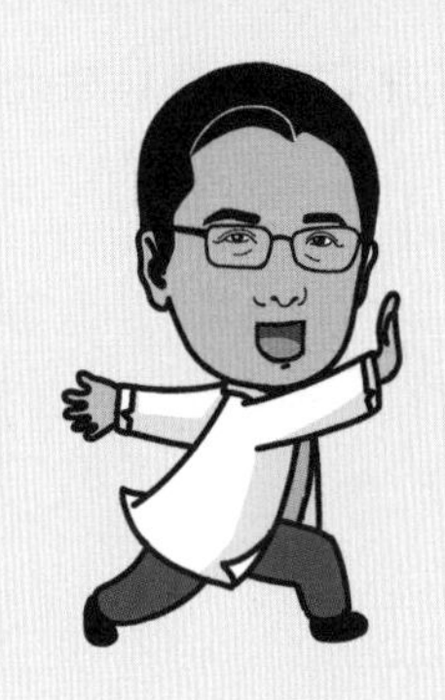
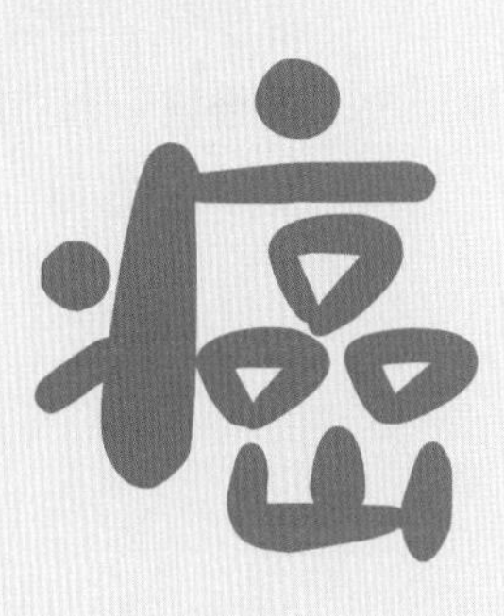

主　编　郝纯毅
副主编　吕　昂

人民卫生出版社
·北　京·

编　者（按姓氏笔画排序）

王　震　北京大学肿瘤医院肝胆胰外二科
方　玉　北京大学肿瘤医院营养科
丘　辉　北京大学肿瘤医院肝胆胰外二科
吕　昂　北京大学肿瘤医院肝胆胰外二科
朱向高　北京大学肿瘤医院放疗科
刘　峭　北京大学肿瘤医院肝胆胰外二科
刘发强　北京大学肿瘤医院肝胆胰外二科
刘伯南　北京大学肿瘤医院肝胆胰外二科
刘道宁　北京大学肿瘤医院肝胆胰外二科
李成鹏　北京大学肿瘤医院肝胆胰外二科
李梓萌　北京大学肿瘤医院康复科
杨　勇　北京大学肿瘤医院重症医学科
吴剑挥　北京大学肿瘤医院肝胆胰外二科
郝纯毅　北京大学肿瘤医院肝胆胰外二科
贾维维　北京大学肿瘤医院肝胆胰外二科
薛国强　北京大学肿瘤医院肝胆胰外二科

秘　书　贾维维　北京大学肿瘤医院肝胆胰外二科

《肿瘤科普百科丛书》编写委员会

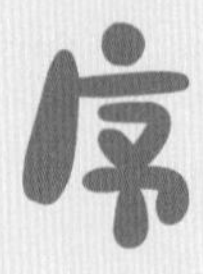

健康是促进人全面发展的必然要求，是经济社会发展的基础条件，是民族昌盛和国家富强的重要标志。人们常把健康比作 1，事业、家庭、名誉、财富等就是 1 后面的 0，人生圆满全系于 1 的稳固。目前我国卫生健康事业长足发展，居民主要健康指标总体优于其他中高收入国家平均水平，健康中国占据着优先发展的战略地位。但随着工业化、城镇化、人口老龄化进程加快，中国居民生产生活方式和疾病谱不断发生变化。心脑血管疾病、癌症、慢性呼吸系统疾病、糖尿病等慢性非传染性疾病导致的死亡人数占总死亡人数的 88%，这些疾病负担占疾病总负担的 70% 以上。了解防控和初步处理这些疾病的知识，毋庸置疑，会降低这些疾病的发生率和死亡率，会降低由这些疾病导致的巨大负担。

我国人口众多，人均受教育水平较低，公众的健康素养存在很大的城乡差别、地区差别、职业差别，因此公众整体的健康素养水平较低。居民健康知识知晓率低，吸烟、过量饮酒、缺乏锻炼、不合理膳食等不健康生活方式比较普遍，由此引起的疾病问题日益突出。《“健康中国 2030”规划纲要》中指出，需要坚持预防为主，深入开展爱国卫生运动，倡导健康文明生活方式，预防控制重大疾病。这是健康中国战略的重要一环，需要将医学知识、健康知识用公众易于理解、接受和参与的方式进行普及。这种普及必须运用社会化、群众化和经常化的科普方式，充分利用现代社会的多种信息传播媒体，不失时机地广泛渗透到各种社会活动之中，才能更有效地助力健康中国战略。

据统计，中国每天有 1 万人确诊癌症，癌症是影响人民身体健康的重要杀手之一。在众多活跃于肿瘤临床一线、热衷于为人民健康付出的专家们的支持和努力下，通过多次研讨，我们撰写了这套《肿瘤科普百科丛书》，它涵盖了我国最常见的肿瘤。我们在吸取类似科普读物优点的基础上，不单纯以疾病分类为纲要介绍，还以患者对不同疾病最关心的问题为中心进行介绍。同时辅以更加通俗的语言和图画，描述一个器官相关的健康、保健知识，不但可以使“白丁”启蒙，还可以使初步了解癌症知识的人提高水平。

最后，在此我衷心感谢每一位主编和编委的支持和努力，感谢每位专家在繁忙的工作之余，仍然为使患者最终获益的共同目标而努力，也希望该丛书能够助力健康中国行动。

季加孚

北京大学肿瘤医院　北京市肿瘤防治研究所

2022 年 4 月

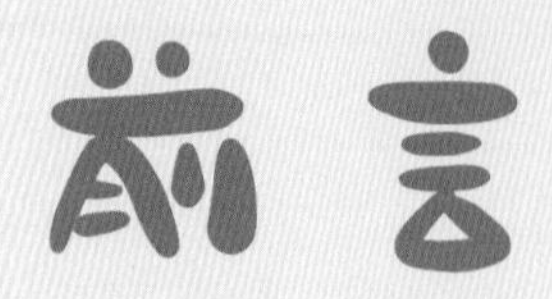

胰腺癌是最常见的消化系统恶性肿瘤之一，尤其是近年来在世界范围及我国其发病率均不断攀升，现已位居我国常见恶性肿瘤的第十位，死亡率位居第六位。在所有恶性肿瘤中，胰腺癌因普遍恶性程度较高，治疗效果较差，素有“癌中之王”的恶名。目前全球范围胰腺癌患者 5 年生存率不足 9%，根据目前预测，2030 年时，胰腺癌的死亡率可能仅次于肺癌排在第二位。因此，胰腺癌已成为威胁人类生命健康的重大公共卫生问题，受到越来越多的关注。

胰腺被称为“沉默的器官”，大多数胰腺癌一经发现就已属于中晚期，这也是其治疗效果欠佳的重要原因之一。这样的结果一方面是由疾病特点决定的，另一方面也与我国民众对于胰腺这个器官较为陌生，对于胰腺癌这种疾病的危险因素及发病特点等了解不足，以及未能进行及时有效的体检等密切相关。“知己知彼，百战不殆”，只有更加了解它，才能更好地战胜它。目前，国内的胰腺癌相关书籍大多面向专业人士，艰涩与专业的医学术语繁多，对于作为非专业人士的广大民众来说阅读较为困难。因此以科普的形式，以通俗易懂的语言将胰腺癌的相关知识介绍给大家，增加大家对其的认识和了解，显得尤为必要。

近年来，肿瘤治疗领域发生着日新月异的变化。胰腺癌作为癌症里“最难啃的骨头”，其治疗模式也在发生着改变。过去胰腺癌的治疗主要靠手术，无法手术基本就宣告投降。现在则是以多学科诊疗模式为基石，将更进步的手术技术、更有效的药物、更精准的放疗等多种手段相结合，再结合患者个体化差异进行“量体裁衣”的综合治疗。治疗理念、治疗模式和治疗技术的进步也为胰腺癌患者争取了更好的生存机会。然而，胰腺癌的治疗较为复杂，在治疗过程中也难免遇到很多困惑、困难、风险等，这就需要患者及家属们的充分理解、信任与积极的配合。本书紧跟学科发展，尽可能将最先进的治疗理念及治疗手段介绍给读者，希望达到减少信息不对称，帮助患者和家属更好地与医护人员相配合，从而更好地共同面对疾病、战胜疾病的目的。

本书分为“疾病篇”与“患者篇”。前者以疾病为线索，将胰腺癌的概况、临床表现、诊断、分期、治疗等进行了系统的梳理与介绍。后者则从患者的角度出发，对患者及家属在疾病诊治中可能遇到的问题，比如应如何高效地挂号看病、术前术后需要注意什么、放化疗期间有何注意事项等进行了解答。希望这样的编排方式能增强实用性，为读者们带来更大的帮助，使读者远离胰腺癌疾病本身及诊治过程中的苦恼。

最后，我衷心感谢每一位编者的支持，感谢每位编者在繁忙的工作之余，仍然为推动胰腺癌公众健康教育而付出的不懈努力。

郝纯毅

北京大学肿瘤医院

2022 年 4 月

目录

疾病篇

一、认识胰腺和胰腺疾病……2

（一）胰腺——沉默的器官……2

1. 胰腺长什么样子……2
2. 胰腺有哪些功能……2

（二）小腺体，大问题……3

1. 糖尿病和胰腺有关系吗……3
2. 什么是胰腺炎……4
3. 良性肿瘤与恶性肿瘤……4
4. 胰腺的良性肿瘤有哪些……5
5. 胰腺的恶性肿瘤有哪些……6

二、认识胰腺癌……8

（一）胰腺癌——“癌中之王”……8

1. 什么是胰腺癌……8
2. 胰腺癌在世界和我国的发病率如何……8
3. 为何称胰腺癌为“癌中之王”……8

（二）为什么会得胰腺癌……9

1. 胰腺癌遗传吗……9
2. 除了遗传因素，胰腺癌的其他危险因素还有哪些……10
3. 胰腺癌有办法预防吗……12
4. 应该如何体检筛查……13

（三）胰腺癌有哪些表现……13

1. 得了胰腺癌，一定会疼痛难忍吗……13
2. 除了疼痛，胰腺癌还可能有哪些表现……14

三、胰腺癌的诊断和分期 16

(一)怎样诊断胰腺癌 16

1. 抽血化验能诊断胰腺癌吗 16
2. 应该如何拍片子 17
3. 活检病理是必需的吗 18

(二)会不会不是胰腺癌——鉴别诊断 19

1. 哪些疾病可能“冒充”胰腺癌 19
2. 如何鉴别诊断 20

(三)胰腺癌的分期 20

1. 什么叫肿瘤分期 21
2. 怎样准确地分期 21

四、胰腺癌治疗概述 23

(一)没有最好的治疗,只有最合适的治疗 23

1. 胰腺癌患者人群应如何划分 23
2. 制订治疗决策时需考虑哪些因素 24
3. 如何对胰腺癌患者进行体力评估 25
4. 胰腺癌的可选治疗方法有哪些 26
5. 什么是 MDT,MDT 有何优势 26

(二)手术——最直接有效的治疗手段 27

1. 什么是手术 28
2. 根治性手术是什么,姑息性手术又是什么 28
3. 手术适合于哪些胰腺癌患者 28
4. 手术的利弊有哪些 29
5. 胰腺癌适合微创手术吗 29

(三)化疗——最常用的治疗方法 30

1. 什么是化疗 30
2. 化疗适合于哪些胰腺癌患者 30
3. 化疗能达到什么效果 31
4. 如何选择化疗方案 31
5. 化疗的副作用有哪些 32

(四)放疗——另一种局部治疗手段 33

1. 什么是放疗 33
2. 放疗适合于哪些胰腺癌患者 33
3. 如何制订放疗计划 34

4. 放疗能达到什么效果 34
5. 放疗的副作用有哪些 35

五、不同患者人群的治疗 36

（一）可切除胰腺癌的治疗 36

1. 什么叫可切除胰腺癌 36
2. 为什么根治性手术是可切除胰腺癌的首选治疗方法 36
3. 胰腺癌根治性手术的原则是什么 36
4. 不同部位胰腺癌根治性手术的方式有哪些 37
5. 何时需要做全胰腺切除 37
6. 全胰腺切除后怎么办 37
7. 黄疸患者术前是否需要减黄治疗 37
8. 可切除胰腺癌考不考虑术前化疗 38
9. 胰腺癌手术的治疗效果如何 38
10. 胰腺癌手术的风险有哪些 39
11. 胰腺癌术后的生活质量如何 39
12. 术后还需要做些什么 40

（二）临界可切除胰腺癌的治疗 41

1. 什么叫临界可切除胰腺癌 41
2. 什么叫新辅助治疗 41
3. 先新辅助治疗还是先手术 42
4. 如何评价新辅助治疗的效果 43
5. 胰腺癌联合血管切除难在哪里 43

（三）局部进展期胰腺癌的治疗 44

1. 什么叫局部进展期胰腺癌 44
2. 什么叫转化治疗 45
3. 局部进展期胰腺癌手术转化率如何 45
4. 转化治疗未取得预期效果怎么办 46
5. 质子重离子适合治疗局部进展期胰腺癌吗 46
6. 纳米刀适合治疗局部进展期胰腺癌吗 46
7. 电场疗法适合治疗局部进展期胰腺癌吗 47

（四）转移性胰腺癌的治疗 47

1. 什么叫转移性胰腺癌 47
2. 转移性胰腺癌应该如何治疗 47
3. 什么叫全身治疗 48
4. 什么叫一线、二线治疗 48
5. 胰腺癌常用的一线治疗方案是什么 48

6. 胰腺癌常用的二线治疗方案是什么 49
7. 二线治疗疾病进展后应该怎么办 49
8. 中医药在胰腺癌治疗中的作用是什么 50

六、胰腺癌治疗的新兴选择 51

（一）应不应该参加临床试验 51
1. 什么是临床试验 51
2. 临床试验的Ⅰ期、Ⅱ期、Ⅲ期、Ⅳ期是什么意思 51
3. 临床试验的价值和意义是什么 52
4. 参加临床试验有哪些利弊 52
5. 胰腺癌患者应不应该参加临床试验 52
（二）关于靶向治疗与免疫治疗 53
1. 什么是基因测序 53
2. 什么是二代测序技术 54
3. 什么是靶向治疗 54
4. 胰腺癌有靶向治疗吗，有必要做基因测序吗 55
5. 什么是 PD-1/PD-L1 56
6. PD-1/PD-L1 抑制剂对胰腺癌效果好吗 57
7. 胰腺癌有细胞免疫疗法吗 57

七、应贯穿始终的治疗——最佳支持治疗 58

（一）如何进行疼痛管理 58
1. 什么是癌性疼痛 59
2. 如何治疗癌性疼痛 59
3. 什么是癌性疼痛三阶梯疗法 59
4. 用不用担心吗啡成瘾 60
5. 阿片类药物常见的不良反应有哪些 60
6. 癌症患者可以使用哌替啶（杜冷丁）止痛吗 61
（二）如何进行营养支持 61
1. 如何判断患者的营养状态 61
2. 营养支持会不会促进肿瘤生长 62
3. 哪些患者需要营养支持 62
4. 营养支持的方法有哪些 62
5. 什么是恶病质 63
（三）如何应对肿瘤相关并发症 63
1. 出现黄疸时怎么办 63

2. 出现消化道出血时怎么办......64
3. 出现消化道梗阻时怎么办......64
4. 出现胸腹腔积液时怎么办......65
（四）如何应对静脉血栓栓塞......66
1. 静脉血栓栓塞包括哪些类型......66
2. 胰腺癌患者发生静脉血栓栓塞的概率高吗......66
3. 如何评估静脉血栓栓塞的风险......67
4. 应该如何预防静脉血栓栓塞......69
5. 一旦发生静脉血栓栓塞，应如何治疗......70
（五）如何对患者进行心理支持......70
1. 胰腺癌患者常见的心理问题有什么......70
2. 胰腺癌患者如何克服对死亡的恐惧......71
3. 如何识别和处理胰腺癌患者的焦虑、抑郁情绪......71
4. 如何对患者进行心理支持......72

患者篇

八、如何正确而高效地看病......74
1. 怀疑胰腺癌时看病应如何选择医院......74
2. 首先应挂什么科室的号......75
3. 应如何选择专家和医疗团队......75
4. 挂不上知名专家号怎么办......76
5. 看病应该“货比三家”还是“从一而终”......76
6. 看病前需要做哪些准备......77
7. 为何有时已有外院的检查还需在本院重做......78
8. 应不应该向患者透露真实病情......79

九、手术前后在家时应该怎么做......81
（一）等待通知住院手术期间应做哪些准备工作......81
1. 为什么提前办理好医保很重要......81
2. 门诊开具的检查可以住院后再做吗......81
3. 为什么要锻炼心肺功能......82
4. 有没有需要停的药，停药时间够吗......83
5. 为何需要控制血压及血糖平稳......83

6. 术前穿刺外引流的胆汁全部倒掉吗 84
7. 如何改善营养状态 84
（二）术后出院后还需要做什么 85
1. 为什么会带引流管出院 85
2. 有哪些重要的出院带药 87
3. 伤口仍会疼痛和麻木正常吗 88
4. 若吃饭吃不好，体重往下掉怎么办 88
5. 什么情况需要及时联系医生或及时就诊 89
6. 怎样和医生取得联系 90

十、放化疗期间应该怎么做 92

（一）如何应对放化疗不良反应 92
1. 什么是 CTCAE 92
2. 什么是骨髓抑制 93
3. 如何应对骨髓抑制 94
4. 如何应对肝功能损害 95
5. 如何应对肾功能损害 96
6. 如何应对胃肠道不良反应 96
7. 如何应对腹泻 97
8. 如何应对皮肤损害 98
9. 如何应对口腔黏膜炎及溃疡 99
10. 如何应对手指足趾麻木（外周神经毒性）........ 99
（二）关于放化疗还有哪些注意事项 100
1. 放化疗前必须有病理吗 100
2. 在哪里化疗都一样吗 101
3. 为什么要做基线检查 101
4. 如何评估治疗效果 102
5. 为什么要买一本小台历 102
6. 为何要关注自己的感受并及时反馈 103

疾病篇

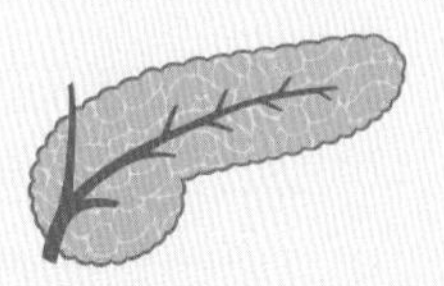

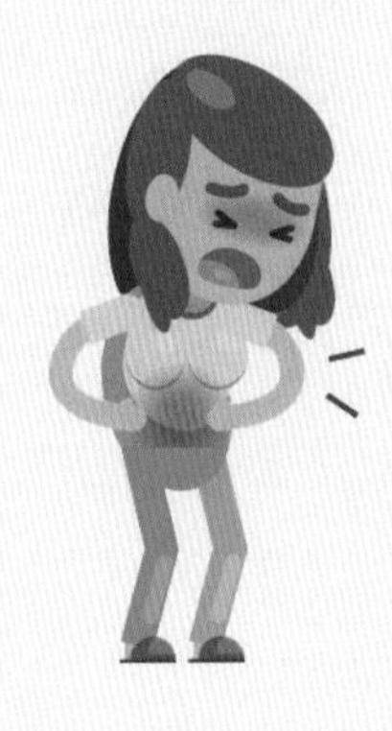

一、认识胰腺和胰腺疾病

（一）胰腺——沉默的器官

大多数老百姓都听说过胰腺癌，且对胰腺癌充满未知和恐惧，似乎得了胰腺癌就几乎等同于死亡。诚然，胰腺癌总体治疗难度较大、预后偏差。但是，随着治疗理念、外科技术以及创新药物等方面的发展和进步，有相当一部分的胰腺癌患者可以得到不同程度的生命延长、生活质量改善，部分甚至可达到治愈。俗话说“知己知彼，百战不殆”，我们只有科学地认识这种疾病，才可以消除恐惧、理性面对，更好地配合医护人员与之战斗。

首先，我们有必要正式认识一下这个器官——胰腺。

1. 胰腺长什么样子

胰腺是一个狭长的腺体，长约 14~18cm，宽约 3~5cm，厚约 2~3cm，重量约 80~115g。胰腺横卧在人体腹腔内较深方的位置，大约在第 1、2 腰椎前方水平，通常质地柔软，呈淡黄色，分为头部、颈部、体部及尾部。胰腺主体位于胃后方，胰腺头部被十二指肠包绕，胆总管穿行其中，尾部与脾脏紧邻。由于胰腺个体不大，且位置深在，在人体中并不起眼，因此被称为“沉默的器官”。

2. 胰腺有哪些功能

从功能角度，胰腺可分为外分泌部与内分泌部。外分泌部由腺泡与腺管组成。胰液由腺泡分泌，通过分支胰管汇入主胰管，排入十二指肠。胰液含有胰蛋白酶、淀粉酶、脂肪酶等，参与人体对蛋白质、脂肪等的消化。

内分泌部由大小不等的细胞团——胰岛组成，胰岛与外分泌部同源。人体大约有 50 万个胰岛，占胰腺体积的 1%~2%。胰岛主要由 4 种细胞组成，它们的功能各自如下：

A 细胞，约占 20%，分泌胰高血糖素，主要作用为升高血糖；

B 细胞，约占 60%~70%，分泌胰岛素，主要作用为降低血糖；

D 细胞，约占 10%，分泌生长抑素，主要作用为调节抑制 A、B 细胞的分泌；

PP 细胞，含量极少，分泌胰多肽，主要作用包括抑制胆汁、胃酸及胰液分泌等。

除了以上 4 种激素外，胰岛还可以分泌血管活性肠肽、胰岛淀粉样多肽（淀粉素）、胰抑制素和胃泌素等多种激素。

由此可见，各类胰岛细胞分泌不同激素，各激素间存在复杂的综合拮抗作用。比如，当人体血糖过低时，胰腺分泌胰高血糖素，促进肝糖原分解和脂肪等非糖物质的转化，用来增加血液中葡萄糖的含量；当人体血糖过高时，胰腺分泌胰岛素，促进血糖氧化分解，合成肝糖原和肌糖原，转化成脂肪和某些氨基酸，抑制肝糖原分解和脂肪等非糖物质的转化，即促进血糖去路，抑制血糖来源，用来降低血液中葡萄糖的含量。正是由于不同激素的综合作用，人体的血糖始终处于动态平衡中，并保持着良好的消化功能。

（二）小腺体，大问题

胰腺虽然被称为“沉默的器官”，却在人体内发挥着非常重要的作用。若胰腺发生病变，可能引起很严重的问题。

1. 糖尿病和胰腺有关系吗

糖尿病是生活中最常见的慢性病之一，它的发生发展与胰腺有关系吗？

本质上来说，糖尿病是一组由胰岛素绝对或相对分泌不足或胰岛素利用障碍引起的碳水化合物、蛋白质、脂肪代谢紊乱，以高血糖为主要标志的疾病。由此可见，胰岛素的缺乏或利用障碍是糖尿病发病的主要原因。上面已经提到，胰岛素是由胰腺的 B 细胞分泌的。因此，糖尿病的发生发展与胰腺有着密切联系。

由胰岛 B 细胞被破坏，胰岛素绝对缺乏或显著减少导致的糖尿病，被称为 1 型糖尿病。由胰岛素进行性分泌不足和 / 或胰岛素抵抗导致的糖尿病，被称为 2 型糖尿病。1 型糖尿病患者约占患者总数的 5%，2 型糖尿病患者约占 95%。

糖尿病的病因很复杂，遗传因素、病毒感染、不良生活习惯等都是可能诱因。其中有一小部分人群，其糖尿病是由胰腺本身的疾病或创伤，胰岛 B 细胞破坏所导致的比如慢性胰腺炎、胰腺癌、胰腺大范围切除术后等。此类患者虽然少见，但不可忽视。

2. 什么是胰腺炎

胰腺炎也许是大多数人所知的最常见的胰腺疾病了。那么，什么是胰腺炎呢？胰腺炎是一种发生于胰腺的非感染性炎症病变，大致可分为急性胰腺炎和慢性胰腺炎两类。

（1）急性胰腺炎：是多种病因导致的胰腺组织水肿、出血及坏死等急性损伤。常见病因包括胆道结石梗阻、大量饮酒、暴饮暴食等。急性胰腺炎根据严重程度可分为轻型和中重型。前者较多见，往往伴有急性腹痛，严重时可伴有恶心、呕吐等表现。后者则可引起高热、休克、低血压、少尿等表现，严重时甚至威胁生命。

急性胰腺炎的治疗应以解除病因为主，轻型通过禁食、补液，必要时抗炎等，一般可明显缓解。重型往往需进行心电监护、吸氧、抗休克、抗感染、补充生长抑素等积极治疗。

（2）慢性胰腺炎：是由于各种原因导致的胰腺局部或弥散性的慢性进展性炎症，可随着时间的推移而恶化，并造成胰腺内外分泌功能的不可逆损害。常见病因包括胆管结石及炎症、长期大量酒精摄入、自身免疫病、遗传因素等。慢性胰腺炎可引起反复腹痛（尤以进食或饮酒后加重）、脂肪泻（进食油腻食物后排便次数增多，伴油光、泡沫等，是胰腺外分泌功能受损的表现）及糖尿病（内分泌功能受损的表现）等表现。

慢性胰腺炎的治疗也应以解除病因（如戒酒、解除胆道或胰管结石等）为前提，同时根据具体表现配合止痛、补充生长抑素等治疗。若外分泌功能受损，需配合补充胰酶治疗；若内分泌功能受损，需配合胰岛素注射控制血糖等。

3. 良性肿瘤与恶性肿瘤

可能有很多人会认为肿瘤（tumor）等同于癌症（cancer）。其实这两者是有区别的，准确地说应该是包含与被包含的关系。

肿瘤是一个更加宽泛的概念，指机体在各种致病因素作用下，细胞异常增殖形成的局部肿块。肿瘤可以分为良性肿瘤与恶性肿瘤。良性肿瘤一般生长缓慢，不会出现浸润、转移等表现，往往很少伴有全身症状，大多不威胁生命。恶性肿瘤则生长迅速，也可以通过局部侵犯、淋巴转移和血行转移等方式，引起全身症状，威胁人们的生命。

恶性肿瘤可分为实体瘤与非实体瘤。非实体瘤一般指血液系统恶性疾病，如白血病。实体恶性肿瘤又可根据组织起源的区别，分为癌症与肉瘤。起源于上皮组织的恶性肿瘤称为癌症，起源于间叶组织的恶性肿瘤称为肉瘤。

因此，肿瘤、恶性肿瘤、癌症是逐层递进的包含关系。

4. 胰腺的良性肿瘤有哪些

当在检查中发现某人的胰腺长了东西时，其会被告知“胰腺占位”。这时候，患者往往充满恐惧。然而，如前文所述，并不是所有的胰腺肿瘤都是恶性的，也不是所有的胰腺肿瘤都需要手术。下面让我们来认识一下胰腺的良性肿瘤。

（1）胰腺囊肿：囊肿本质上不属于肿瘤，它是指包含液体成分的良性包块。胰腺囊肿可分为假性囊肿与真性囊肿。前者多由于炎症或创伤导致胰液外溢进入胰周组织，包裹而形成；后者往往为先天形成。无论是哪种囊肿，均无恶变可能，若不引起疼痛、压迫等症状，均可以定期观察，不予处理。

（2）胰腺囊腺瘤：囊腺瘤是一类起源于胰腺导管上皮或腺泡细胞的，内部含液性成分的良性肿瘤。根据其内容物的区别，可分为浆液性囊腺瘤与黏液性囊腺瘤。其病因尚不完全明确。囊腺瘤可无任何症状，多于检查时意外发现，也可伴有腹痛等表现，个体较大者可伴随压迫症状。浆液性囊腺瘤通常不会恶变，黏液性囊腺瘤存在恶变可能，发展为黏液性囊腺癌。因此，当临床怀疑胰腺囊腺瘤时，需根据肿瘤的大小、囊壁厚度、是否伴强化等影像学表现，肿瘤标志物等实验室检查结果及患者自身情况（如年龄、身体素质）等因素综合决定是否干预。治疗方法主要为完整手术切除。

（3）胰腺导管内乳头状黏液瘤（intraductal papillary mucinous neoplasm，IPMN）：IPMN 是一种起源于胰腺导管上皮的肿瘤，呈乳头状生长，分泌黏液，可引起主胰管或分支胰管扩张或囊变。IPMN 多见于 60~70 岁人群，男女患者比例约为 2∶1。IPMN 可导致黄疸（皮肤及巩膜黄染）、腹痛等症状，也可无任何症状。根据影像学及组织学改变，IPMN 可被分为 3 类：主胰管型、分支胰管型及混合型。且根据主胰管粗细、是否存在强化囊壁结节、肿物直径等，可分为高风险、中风险、低风险组。其恶变可能由高到低，相应的临床决策也不尽相同。建议咨询有经验的胰腺外科专家决定手术或密切随访。

5. 胰腺的恶性肿瘤有哪些

恶性肿瘤与良性肿瘤不同，它可以通过局部侵犯、淋巴转移和血行转移威胁人们的生命，给人们的生活带来危害。然而，胰腺恶性肿瘤也分为不同类别，其特征与生物学行为有很大差别，胰腺癌只是其中的一类。下面，就让我们来一起认识一下，胰腺的恶性肿瘤都包括哪些。

（1）胰腺实性假乳头状肿瘤（solid pseudopapillary neoplasm，SPN）：是一种罕见的低度恶性肿瘤，约占胰腺肿瘤的0.17%~2.7%。SPN好发于年轻女性，平均确诊年龄为24岁，男女发病比例约为1∶22。其病因尚不明确，组织起源仍有争议，有可能起源于胰腺胚胎多能干细胞。SPN可以发生于胰腺的各个部位，根据大小、部位等不同，可引起腹痛、腰背部疼痛、黄疸等表现。SPN也可以不伴任何症状，检查时意外发现。SPN之所以被划分为恶性肿瘤，是因其也有局部浸润、术后复发、远处转移等恶性潜能。但相较于传统胰腺癌，SPN恶性程度明显低，且大多预后良好。完整手术切除是唯一可能治愈的治疗方法，即便已发生局部浸润或远隔转移，若能完整切除，也能达到不错的治疗效果。

（2）胰腺神经内分泌肿瘤（pancreatic neuroendocrine neoplasm，pNEN）：前文我们曾提到，胰腺分为外分泌部和内分泌部。pNEN就是一类起源于胰岛内分泌细胞的肿瘤。pNEN是发病率第二位的胰腺恶性肿瘤，仅位于胰腺癌之后。很多老百姓是由于前苹果公司总裁乔布斯因此病去世，而对此疾病有所耳闻。

根据肿瘤是否分泌激素，从而引起相应临床症状，pNEN可被分为功能性和无功能性pNEN。无功能性pNEN较常见，约占80%，一般患者无特殊症状，可意外发现或由于一些非特异性症状如腹痛、压迫症状等发现。功能性pNEN较少见，约占20%，由于不同类型肿瘤的起源各不相同，其症状也不尽相同。如胰岛细胞瘤可过量分泌胰岛素，引起顽固性低血糖；胃泌素瘤可过量分泌胃泌素，引起顽固性消化道溃疡；血管活性肠肽瘤可过量分泌血管活性肠肽，引起严重腹泻、低钾血症等。

pNEN大多为散发，但也可发生于一些遗传综合征，如多发性神经内分泌肿瘤1型、神经纤维瘤病1型等。pNEN是一类异质性较强的疾病，根据肿瘤细胞分化程度，可分为4个级别，即Grade1、2、3（G1、G2、G3），以及分化更差的神经内分泌癌（neuroendocrine carcinoma，NEC）。级别越高，恶性程度越高。G1及G2的pNEN通常恶性程度较低，即便已发生局部浸润或远隔转移，若能完整切除，也能达到不错的治疗效果；G3 的 pNEN 及 pNEC 恶性程度较高，甚至有些进展迅速，恶性程度更甚于胰腺癌。

（3）胰腺癌：是最常见的胰腺恶性肿瘤，也是本书的主角。从下一部分开始我们将对其进行系统阐述。

（郝纯毅　吕昂）

二、认识胰腺癌

（一）胰腺癌——“癌中之王”

在认识了胰腺，了解了胰腺的功能，熟悉了胰腺的其他疾病后，从本部分开始，我们将正式为大家全面、系统，并更加细致地介绍关于胰腺癌的知识。

1. 什么是胰腺癌

其实，“胰腺癌”这个名称是较为笼统的概念，也是大众约定俗成的叫法。它一般指的是在医学论文中被称为“胰腺导管腺癌”（pancreatic ductal adenocarcinoma，PDAC）的肿瘤。这是一种起源于胰腺导管上皮及腺泡细胞的恶性肿瘤，也是胰腺最常见的恶性肿瘤。当然，除了 PDAC，有些少数罕见的病理类型，如囊腺癌、腺鳞癌、腺泡细胞癌等也被称为“胰腺癌”。为简化称谓，本书之后均以“胰腺癌”统一表述。

2. 胰腺癌在世界和我国的发病率如何

胰腺癌的发病率在世界范围内呈上升趋势。根据世界卫生组织（WHO）2018 年统计，世界范围内胰腺癌新发病例约 45.8 万例，其发病率在所有恶性肿瘤中居第 12 位；死亡病例约 43.2 万例，死亡率居所有恶性肿瘤第 7 位。世界范围内，胰腺癌在人群中 0~74 岁的累积危险度约为 0.55%，东亚地区的累积危险度约为 0.67%。

中国国家癌症中心 2019 年统计数据显示，胰腺癌位列我国恶性肿瘤发病率第 10 位，死亡率第 6 位。

3. 为何称胰腺癌为“癌中之王”

相信大家或多或少都听说过胰腺癌“癌中之王”的名头，那么，胰腺癌为什么会有这样可怕的绰号呢？主要有以下几点原因。

其一，上文中提到过，无论在世界范围内，还是我国，胰腺癌的死亡率都比发病率排名靠前，且都稳居前10名。这也意味着相比其他恶性肿瘤，胰腺癌的总体治疗难度大，治疗效果不佳，致死率较高。

其二，我们称胰腺为“沉默的器官”。相应的，胰腺癌也往往起病隐匿，早期发现及诊断较为困难，往往发现时已属中晚期。这也是导致其总体治疗效果欠佳的一个原因。

其三，胰腺癌相比于其他癌症，总体来说生物学行为差、恶性程度高，容易较早地发生淋巴结和远隔转移。有相当一部分患者病情进展迅速，生存时间偏短。

综合上述特点，胰腺癌给人们的健康和生命带来了极大的危害，也就被冠以“癌中之王”的恶名了。

（二）为什么会得胰腺癌

有句古话大家可能都听说过，叫“上医医未病之病，中医医欲病之病，下医医已病之病”。既然胰腺癌那么可怕，那我们是否有办法提前预测哪些人可能得胰腺癌，或者如何在它还不显山露水时发现它，及早干预，防患于未然呢？接下来我们就来讲述一下这方面的内容，虽然现状可能并不那么尽如人意。

1. 胰腺癌遗传吗

这可能是很多人最关心的话题。也常有人对医生提出这样的问题：“我家人得了胰腺癌，我是否将来也会得胰腺癌呢？”在这里，我们试着用通俗易懂的语言讲述清楚这个问题。

首先，根据流行病学研究，有90%的胰腺癌是散发的，与遗传并没有直接联系。也就是说，90%的胰腺癌患者是因为各种内外因素长期综合的影响，导致胰腺癌这个偶然事件的发生。

其次，剩下约10%的胰腺癌患者，他们的发病与家族或遗传有着密切联系。这里面包含两大部分，一部分我们称为家族性胰腺癌（familial pancreatic cancer，FPC）。FPC患者的定义为：具有2名或以上一级亲属（父母、子女或亲兄弟姐妹）曾患胰腺癌的胰腺癌患者，并且需排除其他遗传性肿瘤综合征。另一部分就是一些已知的因为特定基因突变导致的遗传性肿瘤综合征，它们也可不同程度地增加患胰腺癌的概率，具体信息可参见表1。

表 1 胰腺癌在遗传性肿瘤综合征中的相对风险

遗传综合征	相对危险度	胰腺癌的累积风险	致病基因
黑斑息肉综合征	132	11%~36%	*STK11*
遗传性胰腺炎	53~87	11%~36%	*PRSS1*
家族性非典型多痣黑素瘤	13~22	17%	*CDKN2A*
遗传性乳腺卵巢癌综合征	4~13	2%~7%	*BRCA1*，*BRCA2*
林奇综合征	5~9	4%	*MLH1*，*MSH2*，*MSH6*，*PMS2*
家族性腺瘤样息肉病	5	—	*APC*，*MUTYH*

再次，如上文所述，并非有患胰腺癌的一级亲属或身处一些遗传性肿瘤综合征，就一定会患胰腺癌，但其患胰腺癌的概率会明显增加。根据美国国家家族性胰腺肿瘤登记统计，当有 1 名一级亲属患胰腺癌时，本人患胰腺癌风险将增加至 4.5 倍；当有 2 名一级亲属患胰腺癌时，本人患胰腺癌风险将增加至 6.4 倍；当有 3 名一级亲属患胰腺癌时，本人患胰腺癌风险将增加至 32 倍。然而，多名一级亲属受累的情况是很罕见的。据统计，真正具有 3 名或以上一级亲属受累的患者，在所有胰腺癌人群中仅约 0.5%。

总结一下上述信息，约 10% 的胰腺癌是家族或遗传相关性的。因此，目前国内外指南也越来越推荐对胰腺癌进行基因检测分析，以掌握这些信息，指导下一步的治疗及随访。当有一级亲属患胰腺癌时，本人患病风险会相应增加，但绝非一定患病。因此，应更加重视有针对性的定期体检，但不必过于担心而影响生活和心情。

2. 除了遗传因素，胰腺癌的其他危险因素还有哪些

不同于乙 / 丙型肝炎导致肝硬化导致肝细胞癌，或人乳头状病毒导致宫颈癌这样明确的因果关系，胰腺癌像大部分恶性肿瘤一样，往往并没有某一项特定的明确病因，而更多是家族、遗传、生活习惯、基础疾病等内外因素综合导致的。那么，除了前文讲述的家族和遗传因素外，还有哪些因素可以增加患胰腺癌的风险呢?

（1）吸烟：一项来自意大利的研究分析纳入了 12 个病例对照研究，共 6 509

例胰腺癌病例和 12 890 例对照病例，发现相比于从不吸烟者，既往有吸烟习惯者和目前仍吸烟者，患胰腺癌风险分别增加至 1.2 倍和 2.2 倍。这种趋势也与吸烟数量相关，每天吸烟超过 35 根者，患胰腺癌风险增加至 3.4 倍。戒烟达 20 年后，其风险基本降至与正常人群相仿。

（2）糖尿病：一项来自我国的纳入了 35 个研究队列的荟萃研究显示，无论对于男性或女性，糖尿病都与胰腺癌风险增加相关，其风险增加至正常人群的约 1.94 倍。然而，胰腺癌风险增加与患糖尿病的年数无关，反而是 1 年内新发的糖尿病患者应更为注意。因为新出现的糖尿病既可能增加胰腺癌患病风险，又可能为其早期表现。

（3）肥胖：体重指数（body mass index，BMI）是国际上应用最广泛的用来衡量人体是否过于肥胖或消瘦的指标，其计算方法是体重（kg）除以身高（m）的平方。研究表明，相比于 BMI 在 18.5~25kg/m^2 之间的人群，BMI>35kg/m^2 的肥胖人群患胰腺癌风险增加至 1.45 倍。另一项纳入了 21 个研究队列的荟萃研究也发现，BMI 每增加 5kg/m^2，患胰腺癌的风险增加 12%。

（4）慢性胰腺炎：慢性胰腺炎往往为反复发作的急性胰腺炎导致的胰腺不可逆的慢性功能损害。来自欧洲及美国的多项研究表明，慢性胰腺炎可增加胰腺癌的患病风险，但是通常需历时 10~20 年。慢性胰腺炎人群患胰腺癌概率在确诊 10 年后约为 1.8%，确诊 20 年后约为 4%。另一项来自日本的研究长期观察 218 例慢性胰腺炎患者，其中 9 例（4%）最终患胰腺癌，平均慢性胰腺炎患病时间在 9.6 年。此概率若按标准化发病率计算，约为正常人群的 13~14 倍。

（5）癌前病变：是指胰腺导管黏膜已存在异常，尚无恶性证据，但长期可能恶变的疾病。最典型的例子便是前文曾提到的胰腺导管内乳头状黏液瘤（IPMN）。发表于 2020 年来自日本东京大学的研究长期观察随访了 1 404 名分支胰管型 IPMN 患者，发现其 5 年、10 年、15 年的胰腺癌发生率分别为 3.3%、6.6% 及 15%。而主胰管型 IPMN 因恶变率明显更高，因此主张尽早手术切除。具体信息可参见表 2。

表 2　胰腺癌的非遗传危险因素

因素	风险等级（相对正常人群）
吸烟	*RR*=1.5~2.2
糖尿病	*RR*=1.8~1.9

续表

因素	风险等级（相对正常人群）
肥胖	*RR*=1.1~1.4
慢性胰腺炎	*SIR*=13~14
导管内乳头状黏液性肿瘤	*SIR*=16
主胰管扩张	*RR*=6.4

RR：相对危险度；*SIR*：标准化发病率。

3. 胰腺癌有办法预防吗

恶性肿瘤的预防在广义上包括三级预防。一级预防为病因预防，即加强健康教育，理性认识癌症危害，养成良好的生活习惯等；二级预防为临床前预防，即注意体检筛查，或感到身体出现不适时及时就诊，以做到早发现、早诊断、早治疗；三级预防则指防止肿瘤复发的康复预防。我们这里主要讲述胰腺癌的一级和二级预防。

必须承认，胰腺癌很难做到真正意义上的预防。接种乙肝疫苗，患肝细胞癌的概率就会大大降低；接种人乳头状瘤病毒（HPV）疫苗后，患宫颈癌的概率就会大大降低。对于这种相对病因单一的恶性肿瘤，我们比较容易寻找到切断源头的办法去阻碍它的发生。可因为病因的多样复杂，胰腺癌很难做到这一点。

但应该认识到，即使病因复杂，对于预防胰腺癌，我们也有很多能做的，那就是尽可能将它发生的概率降低，或者尽可能更早地发现它的蛛丝马迹，争取一个较好的治疗效果。比如，如前文所述，已经有明确证据证明吸烟、肥胖、糖尿病等因素与胰腺癌相关，那我们就应该养成良好的生活习惯，不吸烟、控制体重、避免久坐、适当运动（一级预防）。比如，家族或遗传因素是先天的，我们无法改变，但是我们应该知道，如果有相关的家族遗传性肿瘤病史，或者一级亲属中有患胰腺癌的情况，本人就属于高危人群，应该比别人更加注意规律而有效地体检筛查（二级预防）。再比如，如果在检查时发现存在可疑的胰腺癌前病变，如IPMN，不应忽视，而是应该在专业的胰腺肿瘤专家处就诊咨询，若评估有手术必要，则尽早切除病灶，以免癌变。若暂不需要手术，也应按时定期复查随访，观察其变化趋势（二级预防）。

事实上，我们可以把前面所讲述的包括家族遗传在内的所有危险因素想象成天秤上的砝码，并赋予相应权重。加在一起的砝码越多，秤砣越重，那么危险性就越高。因此，我们需要做的就是两点：一是尽可能减少砝码，二是当砝码无法改变时，尽可能重视定期体检筛查。

4. 应该如何体检筛查

关于胰腺癌体检筛查的具体实施方法，世界范围内并无统一共识。结合我国国情及接受度，可考虑如下策略。

（1）开始年龄：若无一级亲属患胰腺癌，建议从 40 岁开始；若存在一级亲属患胰腺癌，建议从亲属患病年龄最轻者减 10 岁（若小于 40 岁）开始。

（2）检查项目：腹部超声是最便捷、便宜的检查，但影像学检出率最高的方法是磁共振（MRI）和内镜超声（EUS）。实验室检查最成熟的项目是糖类抗原 19-9（CA19-9）和癌胚抗原（CEA），虽然在疾病早期，它们的提示意义往往有限。因此，若无明显高危因素，可考虑每年行腹部超声 +CA19-9+CEA。若存在高危因素，可考虑每年行 MRI+CA19-9+CEA。必要时可考虑 EUS 及穿刺活检。

（3）检查间隔：若无特殊发现，可每年一次。若检出需密切观察随访的表现，则可考虑每 3~6 个月一次。

（三）胰腺癌有哪些表现

前文我们一直在强调，虽然比较困难，但仍应尽可能对胰腺癌“防患于未然”。下面我们将详细介绍胰腺癌有可能导致哪些症状和体征，力争在这些症状和体征出现时能及时引起关注，尽早就医。

1. 得了胰腺癌，一定会疼痛难忍吗

提起胰腺癌的症状，想必大家的第一反应就是疼痛难忍。那么，胰腺癌是否一定会引起强烈的腹痛呢？答案是否定的。恶性肿瘤导致疼痛的病理基础是相应神经受到压迫或侵犯，再通过中枢神经传导至大脑。因此，一般只有当相应神经受到压迫或侵犯时，才会引起疼痛。

对于大部分胰腺癌患者，肿瘤周边的神经或多或少会受到牵涉，因此确实会引起不同程度的腹痛。由于胰腺的解剖位置在腹部的深方、腹膜后区域，因此胰腺癌还易侵犯周边的腹膜后神经丛，从而导致腰背部疼痛的表现。这一点尤其应引起注意。

但是，这些症状并非是绝对的。有些胰腺癌，尤其是在个体较小、发现较早的时候，并未明显影响周边神经组织，可以不伴有疼痛表现。因此，腹痛和腰背部疼痛是胰腺癌的重要表现之一，但胰腺癌并不是一定会引起疼痛。

2. 除了疼痛，胰腺癌还可能有哪些表现

除疼痛外，以下也是胰腺癌患者常见的临床表现。但需说明的是，早期胰腺癌可以没有下列任何症状体征。下列也都并非特异性表现，其他疾病也可能引起相应表现。

（1）黄疸：黄疸是由胆红素代谢障碍引起血清内胆红素浓度升高，导致巩膜、皮肤、黏膜及其他组织体液发生黄染的现象。它既可能由胆道梗阻引起，也可能由肝功能严重受损、溶血等其他原因引起。前者，我们称之为梗阻性黄疸。而胰腺癌引起的就是梗阻性黄疸。

我们知道，胰腺可分为头、颈、体、尾四部分，胰腺头部被十二指肠包绕，胆总管穿行其中。因此，并非所有部位的胰腺癌都会导致胆道梗阻，只有胰腺头部，或胰腺颈部侵及头部的胰腺癌，侵犯了穿行其中的胆总管，才会导致胆道梗阻，进而导致黄疸。事实上，胰头癌约占所有胰腺癌的70%，因此，黄疸也是胰腺癌最常见的表现之一。

（2）消化道症状：所谓消化道症状，是指食欲缺乏、饭量减少、腹胀、嗳气等一系列表现。这是很多消化系统疾病，包括很多腹部恶性肿瘤都可能出现的表现，在胰腺癌患者中也较常见。

（3）消瘦：短期内的快速消瘦（如在数月之内体重下降数公斤）在胰腺癌患者中较为常见。一方面，消化道症状会影响营养的摄入；另一方面，肿瘤细胞生长会消耗人体的营养和能量，形成人体能量代谢的负增长，从而引起消瘦。

（4）血糖升高：在第一部分我们曾经讲述过糖尿病和胰腺的关系。而胰腺癌可能导致胰岛细胞受到破坏，胰岛素显著减少，从而失去对血糖的正常调控，引起血糖升高。对于这种血糖升高，降糖药物往往疗效不佳。

（5）腹部包块：当肿瘤个体较大，尤其患者本身又较瘦时，有时可扪及腹部

包块。在较晚期的胰腺癌，尤其是胰体尾癌中更为多见。因为胰头癌一旦压迫胆管引起黄疸，就会引起注意，而胰体尾癌早期更不易察觉，有时一经发现，病期已经较晚，肿瘤个体较大。

除上述常见表现外，晚期胰腺癌还可能侵及十二指肠，引起呕吐、消化道出血，或由腹膜种植造成的腹腔积液引起腹部膨隆等表现，在这里就不一一赘述了。

（吕昂　李成鹏　王震）

三、胰腺癌的诊断和分期

（一）怎样诊断胰腺癌

现在，我们已经对胰腺癌有了一个初步认识，也了解了它可能有哪些表现。然而，对于诊断胰腺癌，仅凭这些表现是远远不够的。翻开医学院校的诊断学教材，我们会发现，对于一种疾病的诊断，往往是按照“症状 - 体征 - 实验室检查 - 影像学检查 - 病理学检查”这样的思路来进行的。在上一部分里，我们已经对胰腺癌可能引起的症状和体征进行了介绍，下面我们来看看其他部分。

1. 抽血化验能诊断胰腺癌吗

人们常常会有这样的愿望：只需采一管血拿去化验，就能清晰地知道自己是否得了肿瘤，得了哪种肿瘤。那么在现实中，这样的场景能否实现呢？这就涉及一个重要的概念——肿瘤标志物（tumor marker）。肿瘤标志物是指特征性存在于恶性肿瘤细胞，或由恶性肿瘤细胞异常产生，或是宿主对肿瘤的刺激反应产生的物质。它存在于肿瘤患者的组织、体液或排泄物中，能够用免疫学或生物化学的方法检测到。

一个良好的肿瘤标志物，应该兼具敏感性与特异性。所谓敏感性，是指当该指标呈现阳性时，患者有多大概率真的患了某种恶性肿瘤；所谓特异性，是指当该指标呈现阴性时，患者有多大概率一定未患某种恶性肿瘤。

目前，临床中常用的肿瘤标志物有 20 余种，迄今为止，对于胰腺癌，最敏感的指标是糖类抗原 19-9（CA19-9）。CA19-9 是一种黏蛋白型糖类蛋白肿瘤标志物，大部分胰腺癌患者血清 CA19-9 水平明显升高。如果以正常参考范围上限（37U/mL）为诊断标准，其敏感性和特异性均可达 90% 以上。但是，CA19-9 也有局限性。首先，CA19-9 水平与胰腺癌的发展阶段有关。因此，其更大的优势在于在诊断时提示肿瘤的恶性程度，通过术后是否降至正常范围提示肿瘤的预后，通过随访中的变化趋势提示是否存在肿瘤复发等，在早期预测是否患胰腺癌的能力有限。其次，其他疾病或生理状态也可能造成 CA19-9 的升高，如胆管癌、卵巢癌、胃癌、梗阻性黄疸状态、胰腺炎等。这会对病情的判断造成干扰。

此外，癌胚抗原（CEA）和癌抗原 12-5（CA12-5）也是胰腺癌常用的肿瘤标志物，有研究表明，三者联合对于诊断胰腺癌有着更准确的预示能力。

由此可见，肿瘤标志物是一种重要的协助我们诊断胰腺癌，并提示其预后的手段。但是，其对于早期疾病的预测能力有限，且可能受到其他因素的干扰。因此，其不可作为单独诊断疾病的依据，需结合高质量影像学检查共同判断。

2. 应该如何拍片子

老百姓所谓的“拍片子”，在医学术语中被称为影像学检查。影像学检查是诊断胰腺癌最重要的手段。下面，我们将介绍几种最常用的影像学检查及其利弊。

（1）腹部 B 超：B 超检查方便无创，价格低廉，常作为体检或筛查的首选方法。几乎人人都有做 B 超的经历。高水平的超声科医师一般可以检出较明显的胰腺肿瘤。但其结果受操作者技术水平影响较大，易受腹腔内气体干扰，对肿瘤与周边结构的关系判断不够精细。因此，当 B 超发现可疑胰腺肿物时，需要进行更加清晰精细的其他影像学检查。

（2）腹部增强 CT：相信大家都听说过 CT 检查。所谓增强，就是在做 CT 检查的同时静脉注射造影剂，通过血液循环将造影剂带到全身。由于血流灌注的差异，不同组织结构间密度也呈现差异，从而可以更加清晰地观察病灶及其与周边血管的关系。腹部增强 CT 是诊断胰腺癌的最佳影像学手段之一。但需注意，平扫 CT 下由于腹腔内各组织结构密度差异很小，因此对于胰腺癌的诊断帮助非常有限。增强 CT 使用的造影剂为碘剂，主要通过肾脏代谢，因此对碘剂过敏者或肾功能不全者无法行该检查。

（3）腹部增强 MRI：近年来，磁共振成像（magnetic resonance imaging，MRI）的应用已越来越普遍。相比于 CT，它可提供更多的显像序列和信息，对于病灶内部成分的判定，以及小病灶的检出更具优势。且 MRI 所用的造影剂为一种顺磁性的显像剂，并不含碘，因此碘过敏者通常不受影响。腹部增强 MRI 已越来越被认可为诊断胰腺癌的最佳影像学手段。但是，增强 MRI 检查通常需 20~30 分钟，对受检者憋气等配合程度要求较高。若配合不佳，容易产生伪影，影响观察效果。

（4）内镜超声：内镜超声是将超声探头与内镜相结合，在行内镜检查的同时，以超声观察组织结构的技术手段。它最大的优势在于可通过胃壁或十二指肠壁直接观察胰腺组织，距离近、阻隔小，因此分辨率大大提高，甚至可检出不足1cm的小病灶，是目前对于胰腺微小病灶准确性最高的影像学检查方法。它的另一大优势在于可以同时进行针吸穿刺活检，协助明确病变的病理性质。

但内镜超声是一种侵入性操作，无论是方便程度还是受检者主观感受均不如前述的三种手段。且内镜超声的优势在于聚焦局部，对于全局的观察受限，当肿瘤较大（通常>4cm）时因超声波衰减，周围结构难以观察。因此，内镜超声检查通常在CT或MRI可观察到征象但难以明确病变时，或需要活检病理时采用。

（5）PET/CT：PET/CT即正电子发射计算机断层显像，是利用正电子核素标记葡萄糖等人体代谢物为显像剂，通过病灶对显像剂的摄取来反映其代谢变化的技术手段。如果说上述其他检查手段是根据“图像”来判断，那么PET/CT则是根据图像与功能代谢相结合进行判断。PET/CT在协助判断病灶良恶性，以及除了局部病变外其他器官是否存在转移病灶或其他恶性肿瘤方面提供了很大帮助。其缺点在于价格昂贵，以及对于局部解剖细节显示不清。因此，在判断肿瘤与周边血管关系及局部是否可切除时，需结合其他影像学检查。

由此可见，不同的影像学检查方法各有优缺点，我们需根据患者的病情需要、检查目的等选择最合适的影像学检查手段，且往往需要多种影像学手段彼此补充，综合判断。

3. 活检病理是必需的吗

病理学检查被称为医学中的“金标准”，只有显微镜下看到癌细胞了，才可称100%确诊。但对于典型的胰腺癌病例，一般结合症状/体征、实验室检查和影像学检查就可做出判断。如果是适合手术的病例，可以考虑直接手术完整切除病灶，再将手术标本送至病理科行病理学检查。但如遇以下两种情况，活检病理是必要的：

（1）影像学表现不典型：有些病例的影像学表现并不典型，根据其他资料难以确认病灶性质。而其性质又直接影响下一步的临床决策。这种情况下可考虑穿刺活检病理协助诊断。

（2）需要开展非手术的针对恶性肿瘤的治疗：任何针对恶性肿瘤的治疗对人体都有或多或少的副作用，如放疗、化疗、靶向治疗等。因此，在进行这些治疗前，我们需要通过活检病理确认其诊断，方可开展治疗。

活检的途径和方法需根据肿瘤的大小、部位、医生擅长的技术手段等来决定。既可以在超声、CT引导下穿刺，也可以在内镜超声下穿刺，对于考虑腹膜转移的患者，还可考虑腹腔镜下活检等。

（二）会不会不是胰腺癌——鉴别诊断

在电视剧中，当医生宣布一个不好的消息时，主人公的第一反应往往是“会不会搞错了？我不相信”。现实生活中也是如此，当得到坏消息时，人们的第一个念头往往是排斥、拒绝，并且试图确认其准确性。那么，在诊断胰腺癌的过程中，有哪些疾病可能“冒充”胰腺癌，混淆我们视听呢？让我们一起来认识一下它们。

1. 哪些疾病可能“冒充”胰腺癌

（1）慢性肿块型胰腺炎：这是慢性胰腺炎的一种特殊类型，也可伴上腹不适、腹痛，甚至梗阻性黄疸等表现。在CT上可表现为胰腺肿块、胰腺局部增大、胰管扩张等。但除非引起梗阻性黄疸，否则CA19-9等肿瘤标志物通常在正常范围。由于两者临床及影像学表现有很多相似之处，有时在术前很难鉴别。当鉴别困难时可考虑穿刺活检病理，若镜下发现腺癌细胞，方可确诊胰腺癌。近年来，CT能谱成像等新方法被用于两者的鉴别，取得了一些进展。

（2）自身免疫性胰腺炎（autoimmune pancreatitis，AIP）：这是一种自身免疫介导的特殊类型的胰腺炎，占慢性胰腺炎的2%~6%，可伴上腹不适、腹痛，甚至梗阻性黄疸等表现。在CT上可表现为胰腺弥散性或局部肿大，或呈肿块表现，表现为肿块时多在胰头。但AIP通常不伴有明显钙化或胰管扩张。血清IgG4检测是诊断AIP最有价值的指标，敏感性为67%~94%，特异性为89%~100%。但其不可用于单独诊断AIP，仍需结合影像学表现等其他信息进行鉴别诊断。

（3）胰腺神经内分泌肿瘤（pNENs）：前文中，我们曾介绍pNENs，有时，影像学表现不典型的无功能性pNENs需要和胰腺癌鉴别诊断。之所以有必要将两者鉴别，是因为大多数pNENs为G1或G2级别，生物学行为较好，即便发生远隔转移，也有长期生存机会，因此其临床决策与胰腺癌完全不同。pNENs患者的CA19-9或CEA一般为正常范围，但约60%的患者血清嗜铬分泌蛋白A（CgA）

会升高。针对 pNENs 最有价值的影像学检查手段是 ^{68}Ga-PET/CT 检查，因为 ^{68}Ga（镓）标记的多肽可特异性结合生长抑素受体，使 pNENs 呈现高代谢。G1 或 G2 级别的 pNENs 中有 80%~90% 都在 ^{68}Ga-PET/CT 检查中呈高表达。G3 级别的 pNENs 高表达率在 70%~80%，而恶性程度更高的神经内分泌癌高表达率在 30%~40%。

2. 如何鉴别诊断

鉴别诊断胰腺癌的过程，就是合理使用现有检查手段，获取更多的特征性信息，从而判断病情，尽量更加接近真相的过程。

任何不典型病情的判断，都需要基于多种信息的综合。且往往有效信息越多，能参考的依据就越多，越有可能得出正确的结论。这也是为何有的患者在就医过程中甚至需要进行 3~4 种影像学检查的原因。而有时即便如此，也无法得出确切结论。有时，甚至穿刺病理都不一定能 100% 确认病情。比如，患者局部存在胰腺炎表现，但在其背景下合并有肿块，我们需要鉴别该患者到底是慢性肿块型胰腺炎，还是胰腺炎合并胰腺癌（这是有可能发生的，甚至胰腺炎可能是胰腺癌造成胰管阻塞后的继发表现）。此时，如果穿刺活检病理镜下发现了腺癌细胞，就可以确诊了。但如果穿刺活检提示是炎性改变，就一定能排除胰腺癌吗？答案是否定的。因为有可能穿刺部位没有穿到癌细胞的成分，而是恰巧穿到了炎症部分。这时就可能需要再次穿刺，甚至再次穿刺也可能和第一次一样难以断定。如果此时患者再伴有 CA19-9 的升高，情况就更加复杂了。

由此可见，医学是有局限性的，有时候，鉴别诊断是很艰难的。而要做出最终的临床决策，则更加困难。它还要将患者的年龄、体质、生活质量、主观意愿、有无伴随症状等多种因素考虑进去，做出一个医生认为对患者获益最大的决定。此时，医患双方的相互体谅和理解就显得尤为重要。

（三）胰腺癌的分期

当得知自己或亲属不幸患恶性肿瘤时，可能人们最常问的一句话就是：“肿瘤现在是早期、中期，还是晚期？还有什么方法可以治疗？”下面我们就来系统地讲讲胰腺癌的分期。

1. 什么叫肿瘤分期

肿瘤分期（staging）只针对恶性肿瘤，它是评价机体内恶性肿瘤的程度和范围，协助制订治疗计划，并预测预后和转归的体系。恶性肿瘤的三大特征是局部侵犯、淋巴系统转移和血行转移，因此大多数分期系统也是围绕这三方面来制订的。然而，不同恶性肿瘤特点不同，世界范围内针对不同瘤种的分期系统也琳琅满目。如肝癌，除了需要评价肿瘤的严重程度外，肝储备功能对于预后及治疗决策也相当重要。

为什么胰腺癌的分期很重要？完善细致而准确的分期，是针对恶性肿瘤制订治疗决策前不可或缺的重要步骤。只有准确分期，我们才能对肿瘤目前的范围及严重程度有全面认识，所做的临床决定才能更加贴合患者状况。

胰腺癌尤其如此。我们曾谈到，胰腺癌总体来说是生物学行为差、恶性程度高的癌种，容易发生淋巴结和远隔转移。因此，如果我们只关注局部，而忽略了整体分期，就有可能做出不合适的决定。

例如，我们下文会提到，胰头癌的标准手术治疗方式是胰十二指肠切除术。该术式涉及器官较多、规模较大，有一定风险，对人体的生理功能也有一定影响。已经明确的是，如果胰腺癌已发生如肝、肺或其他器官的远隔转移，那么局部手术治疗是不能延长总体生存时间的。因此，如果我们遇到局部可切除的胰腺癌，却忽视了全面的分期，手术价值就有可能不高。相反，如果在进行肿瘤分期时发现该患者已经出现了远隔转移，就可能避免一次不必要的手术。

2. 怎样准确地分期

国际上应用最为广泛的分期系统是国际抗癌联盟 / 美国癌症联合会（UICC/AJCC）TNM 分期系统。T 代表原发肿瘤的程度；N 代表区域淋巴结；M 代表远隔转移（见表 3）。仅通过临床证据如影像学判断的分期称 cTNM，有病理学证据支持的最终分期称 pTNM。通过 TNM 分期，可将胰腺癌分为Ⅰ、Ⅱ、Ⅲ、Ⅳ期（见表 4），可粗略对应俗话说的“早期、中期、晚期”。统计学分析显示，分期不同，预后差异明显。

临床上如何获得尽量准确的分期呢？考虑到胰腺癌的转移途径和特点，目前推荐常规完善胸部平扫 CT、腹盆腔增强 CT 或 MRI、肿瘤标志物检查。对于高风险患者（通常包括肿瘤直径较大、区域淋巴结肿大、CA19-9 显著升高等），还建议完善全身 PET/CT 检查。

表 3　胰腺肿瘤 UICC/AJCC TNM 分期系统（2017 年，第八版）

T- 原发肿瘤
　T_X 原发肿瘤无法评价
　T_0 无原发肿瘤证据
　T_{is} 原位癌【包括高级别的胰腺上皮内瘤变（PanIN-3）导管内乳头状黏液性肿瘤伴高度异型增生、导管内管状乳头状肿瘤伴高度异型增生和胰腺黏液性囊性肿瘤伴高度异型增生】
　T_1 肿瘤最大径≤2cm
　T_{1a} 肿瘤最大径≤0.5cm
　T_{1b} 0.5cm< 肿瘤最大径 <1cm
　T_{1c} 1cm≤肿瘤最大径≤2cm
　T_2 2cm< 肿瘤最大径≤4cm
　T_3 肿瘤最大径 >4cm
　T_4 肿瘤无论大小，侵及腹腔干、肠系膜上动脉和 / 或肝总动脉

N- 区域淋巴结
　N_X 区域淋巴结无法评价
　N_0 无区域淋巴结转移
　$N_1$1~3 个区域淋巴结转移
　N_2≥4 个区域淋巴结转移

M- 远处转移
　M_0 无远处转移
　M_1 有远处转移

表 4　病理分期

分期	T	N	M
0	T_{is}	N_0	M_0
ⅠA	T_1	N_0	M_0
ⅠB	T_2	N_0	M_0
ⅡA	T_3	N_0	M_0
ⅡB	T_1、T_2、T_3	N_1	M_0
Ⅲ	T_1、T_2、T_3	N_2	M_0
	T_4	任何 N	M_0
Ⅳ	任何 T	任何 N	M_1

（吕昂　刘峭　刘伯南）

四、胰腺癌治疗概述

（一）没有最好的治疗，只有最合适的治疗

在看病时，患者最常问的三个问题就是“医生，我得的是什么病？”“我的病严重不严重，到什么程度了？”以及“我的病应该怎么治？”。针对胰腺癌，前两个问题，分别对应着胰腺癌的诊断和分期，我们已经有所了解。从这个部分开始，我们将用很大的篇幅，来系统介绍胰腺癌的治疗。

我们首先要强调的是，治疗手段本身没有好坏之分，只有适合不适合之分。同一种治疗手段，对某一部分患者群体来说，可能是最佳治疗选择，而对另一部分患者群体来说，不仅无法带来好处，反而徒增很多痛苦。因此，“因地制宜”“量体裁衣”，根据不同的患者群体制订适宜的治疗策略是正确的理念。

1. 胰腺癌患者人群应如何划分

想做到“因地制宜”“量体裁衣”，我们首先需要关心的问题应该是如何对胰腺癌人群进行合理的划分，以什么标准进行划分。以性别？以年龄？以疾病严重程度？只有建立一个所有人都认可的、统一的标准，并且该标准对于临床决策有较强的指导意义，才能让不同医院的不同医生在临床实践中普遍应用。

这就体现了上面讲述的肿瘤分期的重要性。事实上，最合理的标准，就是根据分期，将胰腺癌人群按疾病的进展程度进行划分。根据癌肿的部位及其与周边重要血管的关系，以及是否存在远隔转移，将胰腺癌人群划分为如下 4 类，目前在国内外被普遍接受：

（1）可切除胰腺癌：肿瘤未侵及周边重要的动 / 静脉，明确存在根治性手术机会。

（2）临界可切除胰腺癌：肿瘤与周边重要的动 / 静脉关系密切，但可通过联合切除、切除重建等方式达到完整切除。

（3）局部进展期胰腺癌：肿瘤已包绕周边重要的动 / 静脉，明确已不适合根

治性手术，但不存在远隔转移。

（4）转移性胰腺癌：肿瘤已经出现明确的远隔转移（如肝、肺、骨或区域外的淋巴结等转移）。

需要强调的是，这里只是用最通俗易懂的语言对这四类患者人群进行描述。事实上，无论美国国立综合癌症网络（NCCN）还是中国临床肿瘤学会（CSCO）胰腺癌诊疗指南，根据肿瘤的不同部位，具体与哪根重要血管关系密切到何种程度，都对可切除胰腺癌、交界可切除胰腺癌、局部进展期胰腺癌有较为明确的定义和描述。

另外需强调的是，胰腺外科是消化外科领域难度最大、对技术要求最高的部分。不同医院、不同医生之间技术水平可能存在较大差别。因此，可能同样或相似的病例，有些医生认为无法达到完整切除，有些医生则可以通过联合血管的切除重建实现完整切除。这种现象并不罕见，是由胰腺癌这个疾病的特点决定的。关于这四类患者的具体治疗策略，我们将在下一部分重点阐述。

2. 制订治疗决策时需考虑哪些因素

医疗行为是个复杂的过程，在我们为一个患者制订治疗决策时，需要考虑诸多因素，再根据反馈的信息加以综合，才能制订出一个我们认为对患者最合适，患者最有可能从中获益的方案。这些复杂的因素大致可分为 3 大类：肿瘤病情因素、身体耐受因素和社会经济因素。

（1）肿瘤病情因素：如胰腺癌患者人群划分，依据的就是肿瘤病情因素，即患者的诊断是否已明确，肿瘤已发展到什么程度，处于什么分期。应根据疾病程度的不同，制订不同的治疗策略。比如，如果肿瘤还处于相对较早的阶段，未侵犯周边大血管，那手术就应该是重点考虑的治疗方式。相反，如果分期检查中发现肿瘤已经出现了全身远隔转移，那么局部治疗的意义就很有限，需要重点考虑全身治疗。

（2）身体耐受因素：我们总是强调，我们治疗的对象是活生生的人，而不仅仅是肿瘤。所以，在我们制订治疗决策时，绝不能仅考虑肿瘤病情，而忽略了对患者身体状态的评估。患者的年龄、是否存在并发症（如冠心病、脑血管病、肺炎、凝血功能障碍等）、心肺功能如何、目前体力状态如何、营养状态如何等等，也是我们在做决策之前的重要参考因素。只有适合当前肿瘤病情，患者的身体条件也可以耐受，才是真正合适的治疗。

（3）社会经济因素：在三方面因素中，前两点都是纯粹从医学角度出发的，也是我们做决策时最重点考虑的部分，但有时候，仅从这两方面考虑还远远不够。每个个体除了自身外，还有社会和家庭属性，患者更是如此。这里面，就涉及复杂的社会经济因素。比如，任何一种治疗措施都涉及相应的风险、花费等问题，而面对同样的情形，不同的患者及家庭的想法可能是不同的。家庭经济条件、患者及家属对风险的承受能力、自身主观意愿和对治疗的接受程度等，都会对最终的决策产生影响。因此，这就要求医方将病情、可选的治疗方案、相应的利弊等与患方进行充分的交流和沟通，也要求患方在充分了解后，结合自身情况，全家统一思想，做出最终选择。

3. 如何对胰腺癌患者进行体力评估

我们提到，除了肿瘤因素外，患者的身体耐受情况也是进行治疗决策时要考虑的重要因素之一。那么，应该如何科学地对患者的身体耐受情况做出合理的评估呢?

临床上，医生最常使用的工具就是 Karnofsky 评分，常称卡氏评分。满分 100 分表示完全健康，0 分代表死亡，每 10 分为一个标准，依次表示不同的体能状况。得分越多，代表身体一般情况就越好（具体评分标准见表 5）。在为任何一个患者制订治疗计划前，都应该对其进行体力评分，评估患者是否可耐受当前治疗。

表 5　Karnofsky 评分

分数	身体状况
100 分	为正常人，没有不舒服的症状，也没有不正常的样子
90 分	能进行正常的工作生活，但稍稍有不舒服的症状或不正常的样子
80 分	有一些不舒服的症状，但能勉强进行正常的活动
70 分	由于症状较重，所以不能参加正常的工作和生活了，但能吃饭、穿衣，大小便等可以自己完成
60 分	这时症状更重一些了，一般的生活也不太行了，所以有时候需要别人帮助
50 分	这时，一般的生活不行了，吃饭要别人端，穿衣服也要别人帮助，大小便要人扶，白天超过一半的时间躺在床上

续表

分数	身体状况
40 分	生活不能自理，需特别照顾，也就是吃饭靠人喂，衣服靠人穿
30 分	生活严重不能自理，只能躺在床上，大小便失控
20 分	病情很严重，需要到医院里进行积极治疗
10 分	病情危重，随时有死亡危险
0 分	患者死亡

4. 胰腺癌的可选治疗方法有哪些

胰腺癌的治疗方法大致可分为两大类，即局部治疗和全身治疗。

局部治疗指作用于身体某一局部病变的治疗，如手术切除病灶、放射线照射病灶、纳米刀消融病灶等。全身治疗则指将药物通过静脉、皮下或肌内注射，口服等途径摄入，疗效作用于全身的治疗，如化疗、靶向治疗、免疫治疗、中医药治疗等。有时，在疾病的不同时期和不同治疗阶段，需要将局部治疗与全身治疗相结合，利用综合治疗为患者带来更大的疗效。

手术、化疗、放疗是胰腺癌，也是几乎所有恶性肿瘤最常用的 3 种治疗方法，在后续部分我们会分别进行阐述。

5. 什么是 MDT，MDT 有何优势

近些年，MDT 这个词在医学，尤其是肿瘤学治疗领域被频繁提及。它到底是什么意思呢？ MDT 是 multi-disciplinary team 的英文首字母缩写，可翻译成“多学科团队”。它的理念是，面对一种复杂的疾病，有时单一治疗手段效果有限，这时可以通过多学科的共同参与，发挥各学科的优势，解决患者在诊断和治疗中的难题，制订最合理的治疗方案，起到 1+1>2 的效果。

“量体裁衣”式的个体化治疗和局部联合全身的综合治疗在肿瘤治疗领域得到广泛的提倡和推崇。MDT 就是这种理念的具体表现形式，它是以疾病及患者为中心的。以胰腺癌为例，胰腺癌 MDT 通常包括肝胆胰外科、肿瘤内科、放疗科、影像诊断科、病理科、内镜科和介入治疗科等，辅助参与科室还可包括营养科、中医科及临床药师等专业团队。面对一个复杂病例，每个学科专家都可以从自身专业角度提出观点，相互讨论、协商，最终制订一个对患者最合适的治疗方案。

在具体形式上，一般采取“圆桌会议”的形式。成熟且组织良好的MDT通常有固定地点、固定时间、固定人员，参与人员以中、高级职称医师为主，详见表6。

表6　胰腺癌MDT的相关科室及任务

一级学科	二级学科	三级学科	主要任务
外科学	普外科	胰腺外科	手术 随诊
内科学		肿瘤内科	化疗 随诊
	内分泌科		血糖控制等
	消化内科		保肝及对症治疗
	营养科		营养支持治疗
麻醉学			手术麻醉 疼痛治疗
肿瘤学		放射治疗科	放射治疗
影像学	影像诊断科	超声	诊断及疗效评价
		CT	诊断及疗效评价
		MRI	诊断及疗效评价
		PET/CT	诊断及疗效评价
		其他	诊断及疗效评价
病理学	肿瘤病理		组织学诊断
	细胞学		细胞学诊断

（二）手术——最直接有效的治疗手段

相信每个人都听说过手术，也都对手术有或多或少的了解。它作为最直接有效的治疗手段，往往能起到立竿见影的效果。那么，在胰腺癌的治疗中，手术扮演了怎样的角色呢？

1. 什么是手术

手术就是外科医生利用各种器械对人体进行外科操作，从而治疗疾病的过程。外伤后的清创缝合、脓肿的切开引流、体内肿瘤的切除等，都是手术的表现形式。手术根据部位及操作范围、时长等，通常需选择在局部麻醉、硬膜外麻醉、全身麻醉等麻醉方式下进行。

在胰腺癌治疗领域，手术主要包括根治性手术和姑息性手术。

2. 根治性手术是什么，姑息性手术又是什么

（1）根治性手术：根治性手术就是对恶性肿瘤、肿瘤可能累及的组织、区域淋巴结等进行彻底的切除，目的是达到肉眼无残留的状态。手术切除的范围过小，容易造成肿瘤的残留，从而快速复发；盲目扩大切除的范围，又会对机体造成过大的创伤，且不能改善生存。因此，经过漫长地探索和发展，现今不同类型和部位的恶性肿瘤，基本都已经确立了规范、标准的根治性手术切除范围。规范的根治性手术，是改善患者预后的重要因素。

（2）姑息性手术：姑息性手术是指无法达到肿瘤根治，而是以解除症状、保全生命或改善生活质量为目的的手术。比如晚期肿瘤侵犯消化道造成消化道出血，手术切除原发病灶虽然无法达到肉眼无残余，但是解除了消化道出血，保全了生命，也为后续治疗创造了条件。再比如晚期肿瘤造成消化道梗阻，消化道改道手术虽然无法切除肿瘤，但可以解除梗阻，让患者恢复进食，从而改善生活质量，为后续治疗创造条件。

3. 手术适合于哪些胰腺癌患者

经过大量病例总结，适合根治性手术的胰腺癌患者应同时满足以下 4 个条件：局部可切除，远隔无转移，身体可耐受，主观有意愿。这需要进行清晰精密的影像学检查，确认重要血管无不可重建的侵犯；进行全面的分期检查，确认无远隔转移；进行全面的身体评估，排除手术禁忌的并发症，确认心、肺、肝、肾等脏器功能良好；并且还需就手术的利弊、风险、预期效果等与患者及家属充分沟通，患者及家属需有积极配合手术的意愿。

当肿瘤已失去根治性切除机会，但是存在肿瘤导致的出血、穿孔、消化道梗阻等并发症，不将肿瘤主体切除或行改道手术，并发症就无法解除或缓解时，应积极开展多学科讨论，在全面评估下考虑是否行姑息性手术。

4. 手术的利弊有哪些

在讨论治疗手段利弊的时候，我们常会举个极端的比喻：如果问在所有治疗选择里，最安全毫无风险的是什么，答案是放弃治疗。因为不做任何事情，就没有任何风险，当然也就没有任何疗效。所以，在胰腺癌的治疗中，疗效与风险往往是成正比的。在所有治疗手段中，手术往往是最立竿见影，也是潜在可达到疗效最佳的。然而，手术属于侵入式有创治疗，带来疗效的同时，也会带来相应的风险和弊端。

手术的优点包括：可完整移除肿瘤至体外；有机会显著延长患者的生命或改善生活质量；有达到临床治愈效果的潜在可能性。

手术的缺点包括：创伤较大，对人体的解剖生理结构有一定影响；有出现围手术期合并症甚至死亡的风险；对经济条件有一定要求。

5. 胰腺癌适合微创手术吗

近些年，“微创手术”被越来越多地提及，越来越多地使用在临床治疗中。这是因为微创手术往往具有切口小、疼痛轻、恢复快等优势。那么胰腺癌适合用微创的方式实施手术吗？

从具体操作方法看，目前胰腺癌的微创手术主要包括腹腔镜手术和机器人手术。前者是通过在腹腔内建立二氧化碳气腹提供操作空间，再建立数个操作孔，将腹腔镜镜头置入腹腔内，并通过显示器屏幕上的图像，利用加长手术器械实施手术。后者则是建立气腹并建立数个操作孔后，装机连接，主刀医生坐在控制台上远程控制通过操作孔置入的几个机器手臂实施手术。

应该说，微创是外科学发展的重要方向之一。在达到同等治疗效果的前提下，更小的创伤、更快地恢复是外科医生应该不断追求的目标。但是，这里有两个重要的问题格外需要引起注意，那就是适应证的把握和手术团队的经验。

目前认为对于胰腺良性肿瘤或早期胰腺癌，在团队经验丰富的情况下，微创手术可以达到和开腹手术同等的远期效果。但是对于肿瘤较大，尤其是与周边重要血管关系密切、伴区域淋巴结转移的胰腺病例，微创手术的远期效果还有待验证，传统的开腹手术疗效更加确切。此外，胰腺外科本就解剖复杂、操作步骤多、手术难度大，微创手术往往需要更长的学习曲线。因此，微创手术经验丰富程度及操作的规范程度也十分重要。

综上，我们认为，胰腺癌的外科治疗，根治性手术的规范化和彻底性应是首要考量，也是对预后影响更大的因素。适应证把握良好的病例是适合微创手术的，但建议由经验丰富的团队进行。

“微创”更多的应该是一种贯穿始终的治疗理念，而不仅仅是指腹腔镜或机器人手术操作。医生准确评价病情，根据自己擅长、熟悉的手术方式，合理实施规范的手术，比盲目追求“微创手术”更有意义。

（三）化疗——最常用的治疗方法

从前文我们不难看出，对于符合适应证的胰腺癌，手术仍是首选治疗方案。但是，在我们的临床实践中，在门诊见到的胰腺癌患者中，约70%都是因为各种原因已不适合手术治疗的患者。对于这部分患者人群，难道医生就束手无策了吗？当然不是。这一部分我们就系统介绍一下可能大部分胰腺癌患者都会面对的治疗方法——化疗。

1. 什么是化疗

化疗就是使用各种化学药物杀灭或抑制癌细胞的治疗方法，是肿瘤综合治疗过程中常用的一种全身治疗措施。化疗药物一般通过口服、动静脉给药、腔内用药（包括术中腹腔热灌注化疗）等途径发挥抗肿瘤作用。

2. 化疗适合于哪些胰腺癌患者

化疗在胰腺癌的多学科综合治疗中扮演着重要角色。在体力评分和营养状态评估等均符合要求的前提下，化疗适合以下胰腺癌患者：

（1）转移性胰腺癌患者：即已发生远隔转移的晚期胰腺癌患者。所谓远隔转移，就是指癌细胞已经从原发部位通过血液循环扩散到了身体其他部位并形成肿瘤。若肿瘤已不幸发生全身转移，在分期中应归为Ⅳ期。这类患者绝大多数是不建议手术治疗的，化疗是这类患者的首选治疗方法。

（2）局部进展期胰腺癌患者：局部进展期胰腺癌因肿瘤已包绕重要血管，不适合手术治疗。化疗是这类患者的首选治疗方法，也可配合放疗同步进行。

（3）交界可切除胰腺癌患者：这类患者通常对手术操作技术要求很高。在缺乏有效化疗药物的时期，手术通常是唯一选择。随着近些年化疗药物组合的有效率不断提高，手术前的新辅助化疗已越来越被提倡和接受。

（4）根治性手术后的胰腺癌患者：越来越多的证据表明，在身体可耐受的前提下，相比于单纯的定期观察，根治性手术后进行辅助化疗可以延长患者总体生存期。

3. 化疗能达到什么效果

传统观念认为胰腺癌对化疗并不敏感。但多年来随着世界各地的医生和学者孜孜不倦的研究和探索，通过设计良好的大样本临床研究，不同药物组合的效果被不断揭示和验证。胰腺癌的化疗较前已取得较为明显的进步。

在不同的患者人群中，使用不同的药物组合，相关数据有所不同，但普遍来讲，目前认为对于转移性胰腺癌，选择良好的全身化疗使肿瘤明显缩小的概率在23%~31%，控制肿瘤至少不再明显继续生长的概率在50%~70%。虽然有耐药性问题，但患者的总体生存可因为接受全身化疗显著延长。

对于局部进展期胰腺癌，有小部分患者甚至可能因化疗有效，肿瘤明显缩小，被转化为可手术范畴，从而接受根治性手术治疗。

对于交界可切除胰腺癌，越来越多的证据揭示，若先行术前新辅助化疗再进行手术，无论是根治性切除率还是总体生存期，都有所获益。

而对于根治性手术的胰腺癌患者，术后接受辅助化疗可使患者的无复发生存期及总体生存期均显著延长。

4. 如何选择化疗方案

在肿瘤学领域，临床诊疗指南（guideline）的重要性举足轻重。世界上不同的国家、地区会针对不同的恶性肿瘤推出自己的临床诊疗指南，并定期不断更新。比如美国国立综合癌症网络（national comprehensive cancer network，NCCN）胰腺癌诊疗指南、中国临床肿瘤学会（Chinese Society of Clinical Oncology，CSCO）胰腺癌诊疗指南等。临床诊疗指南的推荐往往是医生进行临床决策的重要参考依据。

而对某一种治疗方案的推荐，其主要依据是循证医学证据。即，在设计良好、样本量大、实施规范、说服力强的临床研究中，该治疗方案的表现是否明显优于对照组。有时，一项重要研究成果的出炉，会被纳入临床指南，从而对全世界该疾病的临床决策产生影响。

当然，临床情况非常复杂，无论何时，都不可对指南生搬硬套。但是，临床指南的推荐是在对不同人群选择胰腺癌化疗方案时最大的参考依据。具体内容可见下一部分详述。

5. 化疗的副作用有哪些

在大多数人的观念里，化疗往往伴随着很大的痛苦，化疗的副作用也是大家对于这种治疗手段的最大顾忌。应该说，虽然随着现代药物的进步，化疗的毒性和不良反应较几十年前已经有了明显改善，但各种化学药物在杀灭或抑制癌细胞的同时，对人体也势必会产生或多或少的副作用。不同药物的毒性和不良反应不同，常见有恶心、呕吐、乏力、脱发，骨髓抑制引起的白细胞、血小板下降及贫血等。具体如下：

（1）消化道反应：食欲下降、恶心、呕吐、腹胀、腹泻或便秘等。

（2）骨髓抑制：表现为白细胞、血小板水平下降，红细胞、血红蛋白减少引起贫血等。

（3）重要脏器功能受损：心脏毒性，化疗药物可引起心肌损害，产生心悸、心慌、心动过速、胸闷、气短，甚至心力衰竭等；肝脏损伤，化疗药均通过肝脏代谢，部分患者引起肝功能不全，产生胆汁淤积、肝纤维化、肝硬化等；肾脏损伤，引起尿蛋白阳性，肾功能不全。

（4）神经系统损害：主要引起末梢神经损伤，产生肢端麻木、感觉减退等。

（5）过敏反应：多表现为荨麻疹、皮炎等，严重者可引起呼吸困难、低血压等。

（6）远期反应：不可逆性的心肌损害，心功能不全，中枢神经系统损害，不孕不育、机会肿瘤（第二种肿瘤）等。

虽然听起来十分可怕，但现代医学也有很多办法去预防不良反应的发生或对其进行针对性处理。因此，我们应该以科学的态度正确看待化疗的不良反应。既不可轻视大意，也不必过分惧怕，而是与医生进行密切的合作和沟通，力争以最小的代价，获得最大的疗效。

（四）放疗——另一种局部治疗手段

手术、化疗、放疗并称为肿瘤治疗的三大手段。之前我们分别介绍了前两者，下面就带着大家一起来认识另一种重要的局部治疗手段——放疗。

1. 什么是放疗

放射治疗（简称放疗）是利用放射线治疗肿瘤的一种局部治疗方法，目前应用较多的是加速器产生的 X 射线和电子线。

自从 1896 年人类使用 X 线治疗了第 1 例晚期乳腺癌患者，首次使用放疗疗法距今已有 100 多年历史。现在的放疗技术已由二维放疗发展到三维放疗技术，其中三维适形放疗（3D-CRT）是利用 CT 定位图像重建肿瘤的三维结构，通过适形挡铅在不同方向设置与病灶形状一致的照射野，以达到精准治疗目的；适形调强放疗（IMRT）是三维适形放疗的一种，它在三维适形的基础上对照射野内的剂量强度进行调整，最终虽然单个辐射野内剂量分布是不均匀的，但是可以达到肿瘤区的剂量较高且均匀而周边正常组织的剂量相对较低的效果。

2. 放疗适合于哪些胰腺癌患者

放疗在胰腺癌的多学科综合治疗中扮演着重要角色，适合以下胰腺癌患者:

（1）根治性手术后胰腺癌患者，需注意术后病理情况，如果术后经病理明确有切缘不净、淋巴结阳性等高危因素，可考虑行辅助放化疗。如手术过程中肿瘤区域可能存在切缘不净、瘤床局部残存或淋巴结残存等情况，可考虑行术中放疗，降低局部复发的发生率。

（2）对于临界可切除胰腺癌患者，术前新辅助放化疗可能使肿瘤病灶与血管粘连减少，提高根治性切除率及总体生存率。如术中探查考虑无法根治切除，可行术中放疗联合外照射治疗，提高肿瘤控制率。

（3）对于局部进展期胰腺癌患者，同步放化疗可让患者的总生存率提高，并改善其生活质量。

（4）对于转移性胰腺癌患者，当肿瘤侵犯腹膜后神经丛，患者出现持续性腰背部疼痛，且使用止痛药物疼痛缓解不佳或出现严重便秘等不良反应时，可考虑行姑息放疗止痛处理。

3. 如何制订放疗计划

胰腺癌的放射治疗是一个艰辛而持久的过程。放疗前，医生需综合评估病灶性质、大小、位置、毗邻及患者耐受性，以利于更精准的放疗方案设计。同时患者需要对自身心理状况、营养状况及疼痛状况进行适当的对症处理，以保证放疗的顺利实施。

做膜定位是放疗的第一步。目前，胰腺癌患者常规应用热塑膜，该膜在热水中可塑造形状，置于常温时形状可固定。同时为保证位置准确，医生会在体表画标记线（该线治疗期间一定要保持清晰）。定位时建议取仰卧位，体膜固定，行增强 CT 扫描，常规建议定位前空腹，同时为显示胃和小肠的位置，建议定位前喝造影剂（进入体内后会把胃肠道变亮，不会吸收，一段时间后全部排出体外）。定位要求体位及饮食情况尽量与治疗时一致，为保证放疗靶区更加精准，部分单位同时会对患者行 MRI 定位。

靶区勾画是放疗的核心所在。根据定位 CT 图像的几十个层面，放疗医生需逐层勾画靶区及需保护的正常器官。对于术前放疗或根治性放疗人群，靶区的范围包括胰腺肿瘤区及周围肿大的淋巴结。对于术后放疗的人群，明确靶区范围前需复阅术前的影像学检查和手术记录，靶区包括胰腺瘤床区及相应的淋巴引流区。靶区勾画完毕后需进行适当的外扩以消除治疗期间的摆位误差、患者自身外轮廓、体内器官的移动对靶区产生的影响。胰腺癌靶区勾画时需勾画的正常器官包括胃、十二指肠、小肠、结肠、肝、脊髓、肾脏等。

患者的疗效与毒性和不良反应与制订的放疗计划息息相关，优质的放疗计划需要靶区内的照射剂量与靶区形状基本一致（适形性）以及靶区内的剂量分布相对均匀（均匀性），同时也要保证正常器官受到的照射剂量均在可接受范围内。放疗计划制订完成后，放疗物理师及放疗医师会共同进行评估并提出自己的意见，以制订出最优的治疗计划。

4. 放疗能达到什么效果

根治性手术是存在手术机会的胰腺癌患者的首选治疗方法，但术后的总体复发率仍居高不下。有研究者回顾性分析了含高危因素胰腺癌患者术后行放化疗的意义。Mayo 诊所开展的一项回顾性研究发现，术后病理显示淋巴结阳性患者行辅助放化疗较单纯手术生存期明显延长。而一项 Meta 分析共纳入了 875 例胰腺癌术后患者，结果显示，辅助放化疗对手术切缘阳性或近切缘的患者可降低死亡风险。

放射生物学观点认为，胰腺癌术前放疗时，肿瘤区血供好，局部氧浓度高，放疗敏感性更佳。术前联合放化疗可能降低肿瘤分期，提高肿瘤根治性切除率，并避免因患者术后恢复差而无法耐受放疗情况的发生。美国知名的肿瘤中心 MD Anderson 曾分析接受术前放疗的 160 例临界可切除胰腺癌患者，66 例（41%）完成手术，56% 的患者术后病理提示大部分肿瘤细胞已变性坏死，完成所有治疗患者的中位生存期为 40 个月。

与术前和术后常规应用的外照射放疗相比，术中放疗的优点是靶向性好，对肿瘤部位集中剂量照射，同时可保护周围正常组织和器官。Reni 等分析了术中放疗对不同分期胰腺癌患者的疗效，对于Ⅰ/Ⅱ期，IORT 组可显著降低局部复发率（由 60% 降低至 27%），提高 5 年总生存率（由 6% 升高至 22%）；对于Ⅲ/Ⅳ期患者，如术中放疗射线能量大于 9MeV，可降低局部复发率，但对总生存率无显著影响。

5. 放疗的副作用有哪些

放疗带来的副作用大致可分为以下两大类：

（1）全身性反应：如与化疗类似的骨髓抑制（白细胞减少、血小板减少、贫血）、食欲减退、恶心呕吐、乏力、体重减轻等。

（2）局部性反应：因胰腺毗邻胃肠道，放疗期间可能因胃肠道受照射继发消化道出血或胃肠道功能紊乱，出现黑便、腹泻、便秘等表现。

放疗及化疗不良反应的具体预防治疗措施及注意事项请见后续部分。

（吕昂　刘发强　朱向高）

五、不同患者人群的治疗

（一）可切除胰腺癌的治疗

现在，我们对胰腺癌患者人群的划分，可选的治疗手段，及最常用的 3 种治疗方法有了一个全面的认识。在这一部分，我们将对四大类患者人群的治疗进行分别阐述。

1. 什么叫可切除胰腺癌

根据 NCCN 及 CSCO 胰腺癌诊疗指南，可切除胰腺癌被定义为：经影像学检查无远隔转移，肿瘤未浸润腹腔干动脉、肝总动脉、肠系膜上动脉，且肿瘤未浸润门静脉及肠系膜上静脉，或紧贴门静脉及肠系膜上静脉≤180° 且静脉轮廓正常。

2. 为什么根治性手术是可切除胰腺癌的首选治疗方法

目前，无论国际还是国内的诊疗指南、专家共识等，对于可切除胰腺癌，都把根治性手术切除作为首选治疗方案。根治性手术也是唯一有可能达到治愈效果（肿瘤学中将 5 年无复发进展定义为治愈）的治疗方法。研究结果表明，胰腺癌若保守姑息治疗，中位生存时间为 9 个月左右。而进行了根治性手术切除的患者，中位生存时间能延长到 26 个月左右，两者的差异明显。目前尚无任何其他治疗能达到类似的效果。

3. 胰腺癌根治性手术的原则是什么

胰腺癌的根治性手术是有严格规范的，应以肿瘤连同周边可能受累的组织结构及区域淋巴结整体切除（en bloc）为原则。肿瘤发生的部位不同，具体手术方式也有所不同。

4. 不同部位胰腺癌根治性手术的方式有哪些

对于胰头或钩突部胰腺癌，标准手术方式为胰十二指肠切除术。手术切除范围包括部分远端胃、十二指肠、胰腺头部、胆囊、部分胆总管、部分近端空肠，并进行消化道重建。当肿瘤同时侵及部分肠系膜上静脉时，也需要一并切除，并进行肠系膜上静脉血管重建。当肿瘤侵及横结肠系膜等其他结构时，也需要一并切除，以保证根治性。

对于胰体尾部癌，标准手术方式为胰体尾 + 脾切除术。手术切除范围包括胰腺体尾部、脾动静脉及脾脏。当肿瘤同时侵及左侧肾上腺或结肠系膜时，也需要一并切除。

对于胰腺头颈部癌，有时因为部位特殊或范围较大，无法达到满意切缘时，还有可能行全胰十二指肠切除术。手术范围相当于上述两种术式的叠加。

5. 何时需要做全胰腺切除

临床上需要做全胰腺切除的患者比例很低，大约只占 3%。全胰腺切除手术范围更大，对人体的生理功能及远期生活质量影响也更大。只有在遇到如下情况时才会考虑做全胰腺切除：①胰腺头颈部癌，因部位特殊或范围较大，无法达到满意切缘时；②胰腺肿瘤多发并分布在胰头和体尾部时；③胰腺质地极糟，考虑强行吻合术后发生严重并发症概率很大时；④胰十二指肠切除术后发生严重胰漏及感染，需要补救性行全胰切除时。

6. 全胰腺切除后怎么办

为了保证胰腺的生理功能正常，全胰切除术后，需要外源性替代胰腺的外分泌及内分泌功能。前者包括终身口服胰酶肠溶胶囊，补充胰酶，参与进食后的消化吸收。后者需终身皮下注射胰岛素，或佩戴胰岛素泵，协助调节血糖的稳定。此外，全胰切除术后营养不良风险较高，需格外重视科学地营养补充、维持体重。

7. 黄疸患者术前是否需要减黄治疗

梗阻性黄疸是胰头癌最常见的体征之一。黄疸状态时，患者的肝功能、凝血机制、食欲等均会受到影响。

关于梗阻性黄疸术前减黄治疗是否必要的争论已经持续了很多年，也曾有大量的研究开展。研究结果各有不同，大多数的结论是是否减黄无明显差异。但是，在临床工作中不难发现，当黄疸时间较长、胆红素及转氨酶水平较高（如总胆红素≥200μmol/L）时，往往不仅肝功能严重受损，还伴有长期食欲减退导致的营养不良。此时，若积极减黄治疗，改善患者的肝功能及全身营养状态，对于手术安全还是有意义的。

术前减黄的方式主要包括经皮经肝穿刺胆管引流术（percutaneous transhepatic cholangial drainage，PTCD）或经皮经肝穿刺胆囊引流术（percutaneous transhepatic gallbladder drainage，PTGBD），以及经内镜鼻胆管引流术（endoscopic nasobiliary drainage，ENBD）。可根据患者的具体病情及医生习惯进行选择，三者效果差异不明显。我们的习惯是，若考虑下一步行根治性手术，尽量选择经皮穿刺的减黄方式，可减少对手术区域的影响。减黄后每周复查指标，观察患者病情变化。通常在减黄治疗 2~4 周，待肝功能及营养状态均明显改善后进行手术。

8. 可切除胰腺癌考不考虑术前化疗

可切除胰腺癌通常的选择是直接进行根治性手术，并不常规推荐做术前化疗。但是在肿瘤学领域，化疗前移是整体趋势，有观点认为，拥有如下危险因素的可切除胰腺癌患者也可以考虑行术前化疗：显著升高的 CA19-9 指标；原发肿瘤个体巨大；明显的区域淋巴结转移；严重的体重减轻；严重的疼痛症状。

目前，这个话题还没有确切答案。是否需进行术前化疗，哪些患者可从中获益，还有待进一步高水平的随机对照研究结果告诉我们答案。

9. 胰腺癌手术的治疗效果如何

数十年来，随着外科技术的进步，医疗器械及药品的发展，麻醉、重症医学及围手术期管理的提高，胰腺手术的安全性和治疗效果已经较前有了明显提高。肿瘤学中一般以 5 年生存率作为评价某一种治疗方法在某一种恶性肿瘤中治疗效果的指标，即 5 年后仍存活的患者占全部患者的比例。目前行根治性切除的胰腺癌患者，5 年生存率可达约 15%~20%。而对于行根治性手术后病理分期为 T_1 或 T_2、N_0、M_0 的早期患者，5 年生存率甚至可能达 40%~50%。相反，保守姑息治疗的胰腺癌患者几乎没有 5 年后仍生存的机会。

10. 胰腺癌手术的风险有哪些

胰腺癌手术的风险主要是指围手术期可能出现的并发症及带来的相应危害。有些并发症较轻微，无需特殊处理可自行缓解；有些并发症较严重，甚至可能威胁生命。并发症的发生与否及严重程度与患者的年龄、营养状态、身体素质、手术方式及规模、术者的经验及操作等都有关系。胰腺癌手术的总体并发症各文献报道差异较大，大多在30%~60%，围手术期死亡率约1%~2%。比较重要及常见的并发症主要包括以下几项：

（1）胰漏：指胰腺操作后（通常为胰肠吻合或胰腺断端）胰液渗漏至腹腔的情况，是胰腺癌手术最常见的并发症之一。根据严重程度可分为A、B、C三个级别。A级胰漏仅表现为引流液淀粉酶的升高，因此也称生化漏；B级胰漏需要通过改变临床决策（如长时间引流、穿刺引流等）进行处理；C级胰漏则指会导致二次手术或器官衰竭甚至患者死亡的严重胰漏。据各文献报道，胰漏的发生率差异较大，B+C级胰漏的发生率大多在12%~20%。

（2）胆漏：指由胆肠吻合愈合不良导致的胆汁渗漏至腹腔的表现，发生率约2%。若引流不畅可能导致腹腔脓肿、腹腔感染等并发症的发生。

（3）腹腔感染：指因各种原因导致腹腔内细菌或真菌感染的情况。可继发于胰漏、胆漏、消化道漏等，也可无直接诱因。往往需通过升级抗生素、穿刺引流等方式处理，严重者甚至需要二次手术。胰腺癌术后腹腔感染的发生率约在6%~10%。

（4）腹腔出血：指腹腔内急性出血的表现，是胰腺癌术后最严重的并发症之一，往往需急诊介入或手术止血。术后早期出血往往与手术相关，术后延迟出血往往继发于胰漏及控制不佳的腹腔感染。发生率约1%~5%。

（5）胃排空障碍：指术后胃蠕动功能恢复差，导致无法正常进食。一般以术后7天无法拔除胃管，或拔除胃管后因呕吐等表现需重新留置胃管为诊断标准。胃排空障碍并不危险，但会延迟进食时间，增加住院天数。发生率约15%~25%。

11. 胰腺癌术后的生活质量如何

在度过术后并发症这一关后，患者的长期生活质量也是人们很关心的一个问题。很多人甚至因为担心生活质量太差，而惧怕手术、抗拒手术。其实，作为一个积累了大量相关手术经验的团队，据我们临床观察，虽然在手术后，患者生存质量可能或多或少会受到影响，但大多数胰腺癌患者术后的生活质量还是不错的。如手术区域皮肤发麻、偶有腹部不适等是较常见的，一般无需特殊处理，会自行缓解。

胰十二指肠切除术由于涉及器官较多，消化道重建较复杂，术后人体的生理结构有些改变。其对生活质量的影响因人而异。有些患者并无特殊感觉，有些患者则会出现消化不良、营养不良、消瘦等表现。通过适当补充胰酶可有助于营养物质的消化吸收。

胰体尾 + 脾切除术对器官功能的影响相对较小，少数患者因胰腺切除术引起的内分泌或外分泌功能不全，会出现血糖升高或消化不良，但大多数患者术后生活质量不会受到特别影响。

对长期生活质量影响最大的是全胰十二指肠切除术。全胰切除导致胰腺内分泌和外分泌功能的永久性缺失，患者需要终身定期皮下注射胰岛素或佩戴胰岛素泵，以及外源性补充胰酶。患者大多伴较明显的消瘦。但是需要全胰切除的患者比例仅约 3%。

12. 术后还需要做些什么

当患者术后恢复顺利，符合出院标准时，关心的下一个话题自然就是出院后需要做哪些事情，还有哪些注意事项了。

（1）辅助化疗：研究表明与单纯手术相比，术后辅助化疗具有明确疗效，可以防止或延缓肿瘤复发，提高术后长期生存。因此，若术后身体恢复可以，应积极在术后 2 个月内开展术后辅助化疗。具体化疗方案应根据身体恢复及耐受程度而定，有研究表明相比吉西他滨单药化疗，联合化疗在生存延长方面更具优势。

（2）辅助放疗：对于手术切缘阳性或术中处理不满意者，可考虑行区域术后辅助放疗。但其他人群术后辅助放疗的证据尚不充分，不建议常规开展。

（3）定期复查随访：与恶性肿瘤的战斗是一场持久战，手术是其中最重要的一场战役，但绝不是手术后就高枕无忧了。每一位患者都应在术后进行规律、规范的复查随访。复查随访的意义在于：当肿瘤真的出现复发转移时，可以尽早发现、尽早治疗，从而争取一个较好的疗效（也就是前文曾提到的三级预防）。复查频率一般如下：1 年内每 3 个月复查，2~3 年内每 3~6 个月复查，3~5 年内每 6 个月复查。复查项目一般包括肿瘤标志物，腹部增强 CT 或 MRI，以及胸部平扫 CT。

（4）规律饮食起居，适当活动，保持乐观心情，合理补充胰酶，注意保持血糖稳定。

（二）临界可切除胰腺癌的治疗

临界可切除（borderline resectable）的概念对于老百姓来说显得很陌生，但这一类患者在门诊其实并不罕见。临界可切除胰腺癌的名称、定义、诊治原则等相关问题是近些年学界讨论的热点问题。

1. 什么叫临界可切除胰腺癌

从字面上理解，临界可切除胰腺癌按老百姓的话来讲是指“将将可以切除”“勉强可以切除”或“介于可切除与不可切除之间”的胰腺癌。

事实上，无论美国国立综合癌症网络（NCCN）还是中国临床肿瘤学会（CSCO）胰腺癌诊疗指南都对临界可切除胰腺癌作出了明确定义：①肿瘤无远隔转移；②门静脉 - 肠系膜上静脉系统因肿瘤侵犯有节段性狭窄、扭曲或闭塞，但切除后可安全重建；③肿瘤与肠系膜上动脉的接触未超过 180°；④对于胰头癌，肿瘤与肝总动脉存在接触但未侵及腹腔干动脉或肝动脉分叉，可实施剥离或切除重建；⑤对于胰体尾癌，肿瘤侵及腹腔干动脉，但未累及胃十二指肠动脉，可实施改良 Appleby 手术。

上述定义对于专业的肝胆胰外科医生来说不难理解，但对于老百姓来说则晦涩难懂。总结一下，就是肿瘤对周边的某些重要血管有侵犯，或两者关系密切，但在技术上实现切除并保持生理功能的完整是可行的。

这里也涉及术者的水平、经验等差异。对于可切除病例，大多数医生都应该可以达到完整切除。对于明确不可切除病例，大家都无法完整切除。但对于类似临界可切除情况，可能在一个高水平经验丰富的肝胆胰外科医生手里，就可以完整切除，但在一个技术水平经验逊色一些的外科医生手里，就无法实现完整切除。

2. 什么叫新辅助治疗

对于这一部分患者，另一个重要的概念就是新辅助治疗。新辅助治疗是指对于初始技术上可以手术，但病期相对偏晚的疾病，先通过化疗、放疗、靶向药物治疗等手段，期待达到肿瘤缩小、降低分期，从而提高切除率和近远期疗效的方法。故也称为术前治疗。

新辅助治疗的理念最早起源于乳腺癌，随后在直肠癌、结直肠癌肝转移、肺癌、食管癌、胃癌等恶性肿瘤中也得到广泛应用。新辅助治疗的出现和发展基于一个重要前提，那就是该领域需存在客观有效率比较高的药物或治疗手段，只有这样，才能达到让相当比例的患者肿瘤缩小和降低分期的目的。这也是相比上述癌种，胰腺癌的新辅助治疗理念无论提出还是被接受情况都明显滞后的原因。以前普遍认为胰腺癌对放化疗不够敏感，化疗客观有效率较低。但近些年，随着folfirinox（氟尿嘧啶＋奥沙利铂＋依立替康）及AG（白蛋白紫杉醇＋吉西他滨）等化疗方案在晚期胰腺癌中取得的有效率的进步，关于胰腺癌新辅助治疗的讨论也随之而来。

3. 先新辅助治疗还是先手术

在我们了解了何为临界可切除性胰腺癌，何为新辅助治疗后，就可以理解这一领域最重要，也是争议最大的话题了。那就是：对于临界可切除性胰腺癌，应该先手术切除，辅以术后辅助治疗，还是应该先行术前新辅助治疗，如果具备条件再行手术治疗。

先手术切除，优点在于至少可通过手术将肿瘤移除体外，获得潜在治愈机会；缺点在于切缘阳性率高，术后复发率高，且可能由于术后恢复不理想而延误后续辅助治疗。

先行新辅助治疗，优点在于可在身体耐受力佳时先接受放/化疗，若肿瘤对治疗敏感，可增加R0（镜下切缘阴性）切除率，降低术后复发率；若肿瘤在治疗期间进展，也可提示肿瘤生物学行为不佳，恐难以在手术中获益。其缺点在于一部分患者可能因对治疗不敏感或治疗不良反应大，而失去原本潜在的手术机会。

在肿瘤学中，当一个问题有争议时，循证医学证据是最重要的参考。证据级别越高，参考价值越大。这也是为何无论国际还是国内的诊疗指南，对于仍悬而未决的问题，都推荐开展高水平的临床研究的原因。这其中，样本量足够大、设计良好、实施规范的Ⅲ期随机对照临床试验（RCT）是证据级别最高的类型，其结果对解决这一领域的争议问题意义也最大。

近年来，随着各中心对这一问题的探索，新辅助治疗在临界可切除胰腺癌中的优势已获初步认可。有临床研究结果表明，其有助于肿瘤降期，缓解血管侵犯，提高R0切除率；控制肿瘤微转移灶，降低复发和转移风险。韩国多中心Ⅱ/Ⅲ期随机对照研究结果显示，接受新辅助治疗的临界可切除胰腺癌患者R0切除率及中位生存期均明显提高；而荷兰多中心研究PREOPANC的亚组分析结果亦显示，新辅助治疗能够延长临界可切除胰腺癌患者的总体生存期、无进展生存期等。

因此，目前无论 NCCN 还是 CSCO 胰腺癌诊疗指南，对于体力状态良好的临界可切除胰腺癌患者，都首先推荐进行新辅助治疗。对于新辅助治疗的具体方案及是否联合放疗等仍存争议，需根据患者的疾病情况及体力状态等综合决定。新辅助治疗后因肿瘤进展无法手术切除的患者，应按照不可切除胰腺癌继续治疗。

4. 如何评价新辅助治疗的效果

实体肿瘤疗效评价标准（response evaluation criteria in solid tumors，RECIST）是应用最广泛的疗效评价体系，它通过肿瘤最大径及受累淋巴结的变化情况进行疗效评估。但胰腺癌新辅助治疗后肿瘤周围组织发生炎症反应及纤维化，难以通过影像学检查与肿瘤组织鉴别，给准确评估新辅助治疗的效果及肿瘤的可切除性带来难度。有研究结果显示，根据 RECIST 标准，新辅助治疗后仅有 20% 的患者肿瘤体积缩小，但 60% 的患者接受了手术，R0 切除率高达 88%。然而，除了 RECIST 标准，目前尚无更佳的新辅助治疗后可切除性评估标准。因此学界普遍认为，若患者在新辅助治疗后影像学检查发现无进展，均应积极手术探查。

既往研究结果显示，CA19-9 是新辅助治疗后患者的独立预后因素。多项回顾性研究结果表明，新辅助治疗后获得手术切除患者的 CA19-9 水平较未手术患者明显下降，新辅助治疗后 CA19-9 下降≥50% 乃至降至正常的患者预后改善明显，提示 CA19-9 可作为新辅助治疗后可切除性评估的标志物。此外，亦有研究显示 PET/CT 对新辅助治疗效果评估的准确性也许优于 CT 检查，当代谢值明显下降时提示疗效理想。近年来，液体活检等新技术的兴起也推动了循环肿瘤细胞、循环肿瘤 DNA 等在胰腺癌新辅助治疗效果评估中的研究，但距临床普遍开展尚有距离。

因此，在缺乏理想评估标准的前提下，综合分析患者的影像学及肿瘤标志物等指标的变化是目前评估胰腺癌新辅助治疗效果的重要手段。

5. 胰腺癌联合血管切除难在哪里

临界可切除胰腺癌，即使经过新辅助治疗，也往往会涉及周边重要静脉血管的联合切除重建，或重要动脉的联合切除，有时甚至两者皆有。这也是胰腺外科最大的难点。这种难度主要体现在 3 方面：

（1）术前评估难：胰腺癌病灶与周边重要血管的关系是还有没有机会行根治

性手术治疗的重要考量。这种评价主要依据术前的高质量增强 CT/MRI，以及外科医生和影像科医生的读片水平和经验。这种评价需要非常细致，评价内容包括静脉是否被侵犯、被侵犯的长度、分叉处是否受侵犯、联合切除后可否重建、重建时是否需人工血管替代、动脉是否被侵犯、若联合切除胰头十二指肠动脉环是否可完整保留、肝脏是否会缺血、胃是否会缺血，等等。

（2）手术技术难：联合血管切除对外科医生对解剖的熟悉程度、手术技术操作的熟练程度、术中各种复杂情况的应变能力、血管外科的功底等均提出了更高要求。此类手术往往分离更困难，面临的出血更多，有时外科医生还需改变传统的入路和习惯，先将其他部位逐一离断，将血管离断留在最后一步，紧接着进行血管吻合重建，以缩短缺血时间，尽快恢复血管通畅性。

（3）术后管理难：胰腺癌患者血液本身处于高凝状态，联合静脉血管切除重建后，无论出血还是血栓形成的风险都有所增加。如果采用人工血管替代，则更是如此。此外，若行联合腹腔干动脉切除的改良 Appleby 手术，术后肝功能可能在短期内明显异常，需要密切监测各项指标，采取相应措施，并评估是否有肝脏缺血表现。胰漏、腹腔感染本就可能导致术后腹腔的延迟出血，对于经过剥离、切除、吻合的血管，这种风险将进一步增加，这对术后管理也提出了更大的挑战。

（三）局部进展期胰腺癌的治疗

在前文中我们曾讲过，胰腺癌起病隐匿，早期发现及诊断往往较为困难，发现时已属中晚期。事实上，在临床中我们观察到，就诊时真正适合手术的胰腺癌患者仅约 20%~30%，也就是说，70%~80% 的患者一经发现已分期较晚，不适合手术。那么这部分患者人群应怎么办呢？其实，这部分人群如果细分，还可以分为两类——局部进展期胰腺癌以及转移性胰腺癌。下面我们就分别阐述这两部分人群该如何诊治。

1. 什么叫局部进展期胰腺癌

局部进展期胰腺癌是指虽无远隔转移，但局部肿瘤已侵犯周边重要血管结构，无根治手术机会的胰腺癌。NCCN 及 CSCO 胰腺癌诊疗指南对局部进展期胰腺癌有明确的定义：①肿瘤无远隔转移；②门静脉 - 肠系膜上静脉系统受肿瘤明显侵犯，且无法切除后安全重建；③对于胰头癌，肿瘤侵犯腹腔干动脉或肠系膜上动脉 >180°；④对于胰体尾癌，肿瘤侵及肠系膜上动脉 >180°，或侵犯腹腔干动脉 >180° 且腹主动脉或胃十二指肠动脉受侵。

2. 什么叫转化治疗

转化治疗的概念与前文所述的新辅助治疗很相似，却又存在根本上的区别。转化治疗是指对于初始不可手术切除的患者，通过给予化疗、放疗、靶向治疗等其他治疗手段，期待达到肿瘤缩小、降低分期，从而转化为可手术切除的治疗方法。

它与新辅助治疗的方法和原理类似，都是先通过化疗、放疗、靶向治疗等治疗手段，力争达到肿瘤缩小、降低分期的目的。它们的最大区别在于对象不同，新辅助治疗所针对的患者的肿瘤初始状态尚有手术可能，转化治疗所针对的患者的肿瘤初始状态不可手术切除。这也是为何胰腺癌转化治疗不像新辅助治疗争议那么大，因为患者本身也不具备手术条件，所以在患者体力状态良好时，尽量给予有效率高的放 / 化疗方案，争取转化治疗的机会，已基本达成共识。

当尝试转化治疗后出现肿瘤有所缩小、CA19-9 水平明显下降、体力评分及疼痛评分等明显改善、PET/CT 代谢值明显下降等积极信号时，应及时多学科会诊讨论，若认为存在手术机会，应考虑手术切除。

3. 局部进展期胰腺癌手术转化率如何

随着近年来药物有效性的进步，局部进展期胰腺癌转化治疗的研究报道也逐渐出现。来自德国海德堡大学、美国约翰霍普金斯大学的回顾性临床研究结果显示，转化治疗能够使 20%~50.8% 的局部进展期胰腺癌患者获得手术切除机会，接受手术患者的预后明显好于未手术患者。多项二期单臂临床研究结果也证实，部分局部进展期胰腺癌可以通过转化治疗获得手术切除机会（包括 R0 及 R1 切除），切除率为 16%~69%。麻省总医院的一项二期单臂临床试验结果显示，folfirinox+ 氯沙坦联合放化疗能使 69% 的患者获得 R0 切除，手术患者的中位无进展生存时间为 21.3 个月，中位总体生存时间为 33.0 个月。因此，转化治疗给一直以来治疗效果不佳的局部进展期胰腺癌患者带来了新的机会。尽管目前还缺少相关 RCT 研究，仍推荐全身状况可耐受的患者接受转化治疗。

4. 转化治疗未取得预期效果怎么办

经过转化治疗病情继续进展的局部进展期胰腺癌患者既无手术机会，更难以从手术中获益，因此应按照不可切除胰腺癌治疗原则继续治疗。对于经过转化治疗后疾病稳定或部分缓解，但仍无法手术切除的患者，也应按照不可切除胰腺癌治疗原则继续治疗。若患者体能状态良好，应采取不可切除胰腺癌二线治疗方案；若患者体能状态较差，则应考虑营养支持及姑息治疗。对于转化治疗期间未用过放疗的患者，可考虑给予局部放疗加强控制、缓解症状。

5. 质子重离子适合治疗局部进展期胰腺癌吗

质子重离子治疗本质上是放疗的一种，是目前国际最先进的放疗尖端技术。放疗分为光子线（X线、γ射线）和粒子线（质子线和重离子线）。质子重离子治疗分为质子治疗和重离子治疗。质子治疗是氢原子核中的质子通过粒子加速器释放高能量射线的治疗。重离子治疗是将重离子（碳离子）加速到光速的70%~80%后照射肿瘤病灶。粒子束经过对肿瘤所在位置深度的调节，在皮肤附近以及到达肿瘤之前抑制能量的释放，一旦到达肿瘤，便会瞬间释放巨大能量，经过肿瘤后又马上停止释放能量，形成名为“布拉格峰”的能量释放轨迹。这个“布拉格峰”的深度及形状是按照实际肿瘤的大小和位置进行调节的，实现了立体定向的高效治疗。

血液肿瘤和空腔脏器内肿瘤如胃肠道肿瘤等不适合质子重离子治疗。局部进展期胰腺癌如尚未远隔转移，也不具备手术机会，是比较适合质子重离子治疗的。目前，质子重离子技术主要分布在美、日、欧等发达国家和地区，上海部分医院也在开展质子重离子治疗。该技术手段对正常组织的影响和副作用较小，但费用昂贵，可能高达几十万元。

6. 纳米刀适合治疗局部进展期胰腺癌吗

近些年，在胰腺癌治疗中，纳米刀治疗的应用受到越来越广泛的关注。虽然目前在指南中推荐级别较低，但它也是无法成功转化治疗的局部进展期胰腺癌的一种治疗选择。

纳米刀的准确名称是不可逆电穿孔（irreversible electroporation，IRE），它通过释放高压脉冲在肿瘤细胞上形成纳米级永久性穿孔，破坏细胞内平衡，使细胞快速凋亡。相比于射频消融或微波消融，它存在如下优势：①只破坏肿瘤细胞，不会伤及周边的血管壁、胆管、肠管、输尿管、神经等结构；②不通过产热原理进行消融，故在大血管旁也无血流流空效应；③导致细胞凋亡，可能激发抗肿瘤免疫反应。但它的缺点同样明显：对设备要求高、成本高、费用高。作为一种有创的消融治疗手段，虽然风险较手术明显降低，但它也可能引起胰漏、胰腺炎、消化道出血等合并症。

一项来自美国的研究对于200名局部进展期胰腺癌患者进行约6个月的诱导化疗/放化疗后，进行了IRE治疗，37名患者出现了不同程度的合并症，中位总生存达到24.9个月。提示对于局部进展期胰腺癌，在传统化疗/放化疗基础上加上IRE，也许有助于疾病控制、延长生存。

7. 电场疗法适合治疗局部进展期胰腺癌吗

电场疗法是一种通过便携式、无创的医疗器械实施的疗法，其原理是通过低强度、中频（100~300kHz）交流电场，作用于增殖癌细胞的微管蛋白，干扰肿瘤细胞有丝分裂，使受影响的癌细胞凋亡并抑制肿瘤生长。它是一种继手术、消融、放疗、药物治疗后的一种新兴治疗手段。

近期一项Ⅱ期临床研究显示，电场疗法联合吉西他滨或白蛋白结合型紫杉醇+吉西他滨可显著延长局部进展期胰腺癌或转移性胰腺癌的无进展生存和总生存。目前Ⅲ期研究正在进行中。其疗效还有待更多的高质量临床研究证据去揭示。

（四）转移性胰腺癌的治疗

1. 什么叫转移性胰腺癌

顾名思义，转移性胰腺癌就是除了原发病变外，已经出现了身体其他器官远隔转移的胰腺癌。在TNM分期中用M_1表示，分期为Ⅳ期，也就是人们常说的最晚期。

2. 转移性胰腺癌应该如何治疗

胰腺癌出现远隔转移，意味着肿瘤细胞已经沿血液循环扩散，肿瘤已经是一种全身性疾病。并非所有的肿瘤在出现远隔转移后都不考虑手术治疗。有些生物学行为比较好的恶性肿瘤，比如前文所述的pNENs（G1/G2）、SPN

等，即使出现了转移，若能切除全部病灶，也可能达到较好的效果。但考虑到胰腺癌是一种生物学行为较差、恶性程度较高的恶性肿瘤，一旦出现转移，即便手术切除肉眼可见病灶，未来的复发转移率仍非常高。手术对患者造成了创伤，但是对于延长患者的总体生存意义不大。因此，除非极个别情况（比如转移灶单发、对化疗极敏感、或长期稳定无新发病灶等）经多学科讨论可谨慎选择手术，否则转移性胰腺癌一般首选全身治疗。

3. 什么叫全身治疗

全身治疗，也称系统治疗（systemic therapy），是与局部治疗相对的概念。手术、局部放疗、射频消融，包括上文所讲的纳米刀等，都是针对局部病灶或移除，或照射，或毁损的治疗方法，但是对其他部位的转移病灶并无作用。而全身治疗则一般采用静脉或皮下给药，使药物沿血液循环作用于全身。化疗、靶向治疗、免疫治疗等均属于全身治疗。

4. 什么叫一线、二线治疗

一线、二线治疗一般是针对全身治疗的说法。所谓一线治疗（first-line therapy），是指当肿瘤诊断明确后，应用的首轮全身治疗。一线治疗的选择需根据肿瘤信息、患者体力状态等决定，一般会选择证据最充分、预期效果最好或不良反应最小的治疗方案。而当一线治疗效果不理想（或曾经效果不错但后来产生耐药性），导致疾病进展后，若患者体力状态仍可耐受，更换方案给予的治疗称二线治疗（second-line therapy）。同理，当二线治疗也无法满意控制病情时，再次更换的治疗方案称三线治疗。一般规律是，越到后线治疗时，可选择的药物就越少、有效率就越低，患者的身体状态也会不如当初。

5. 胰腺癌常用的一线治疗方案是什么

一线、二线治疗方案的确立，主要基于高水平临床试验的数据，也就是循证医学证据。过去数十年间，吉西他滨是治疗胰腺癌最常用的化疗药物，但单药吉西他滨的总体有效率及生存获益仍有限。因此，多种与吉西他滨对比的临床试验先后开展。

2011 年发表的共纳入 324 名体力状态较好的转移性胰腺癌患者的临床试验中，将奥沙利铂 + 依立替康 +5-Fu/ 亚叶酸钙联合方案（Folfirinox）与吉西他滨单药进行随机对照。研究结果显示，Folfirinox 组患者总生存 11.1 个月，吉西他滨组总生存 6.8 个月，两者差异明显。但前者的毒性反应发生率也明显较高。因此推荐，对于体力状态较好的转移性胰腺癌患者，Folfirinox 可作为一线治疗方案使用。

2013 年发表的 MPACT 研究对 861 名转移性胰腺癌患者随机给予白蛋白结合型紫杉醇 + 吉西他滨对比单药吉西他滨治疗，结果显示前者总生存 8.7 个月，后者为 6.6 个月，两者差异明显，且两组人群的耐受性总体均良好。因此，白蛋白结合型紫杉醇 + 吉西他滨（AG 方案）已经成为广泛接受的胰腺癌一线治疗方案。

除此之外，对于特定基因突变类型的患者，推荐的方案有所不同。比如对于存在 *BRCA1/2* 胚系突变的患者，更加推荐吉西他滨联合铂类（如奥沙利铂、顺铂）的一线治疗方案。对于 *K-ras* 野生型（无突变）的患者，吉西他滨 + 尼妥珠单抗治疗获益更加明显。这些都需要基于基因测序的结果来选择。

对于体力状态较差的患者，吉西他滨单药或替吉奥单药，甚至最佳对症支持治疗也是合理的一线治疗选择。

6. 胰腺癌常用的二线治疗方案是什么

目前国内外的指南均推荐，若一线治疗选择的是以吉西他滨为基础的化疗方案（如前文所提的 AG 方案），那么二线治疗应选择以 5-Fu 为基础的化疗方案。其中纳米脂质体伊立替康 +5-Fu/ 亚叶酸钙联合方案相较 5-Fu/ 亚叶酸钙优势明显。在 NAPOLI-1 研究中，其在全球和亚洲人群中的总生存分别达到 6.1 个月和 8.9 个月，显著优于 5-Fu/ 亚叶酸钙的 4.2 个月和 3.7 个月。故可作为这类人群的首选二线治疗方案。

相反，若一线治疗选择的是以 5-Fu 为基础的化疗方案（如前文所提的 Folfirinox 方案），那么二线治疗应选择以吉西他滨为基础的化疗方案。需注意的是，患者体力状态也是选择时的重要参考，若体力状态差，单药甚至最佳对症支持治疗也是合理的二线治疗选择。

7. 二线治疗疾病进展后应该怎么办

当胰腺癌二线治疗亦出现疾病进展时，可选的治疗方法已经十分有限了，相当一部分患者的体力状态也较前更差。此时，我们的主要目标和侧重应该有所改变。如果说先前，我们是以尽量延长生命为主要目标，那么此时，我们就应该以减轻患者痛苦、提高生活质量为主要目标。因此，若患者全身情况及体力状态较差，应该以最佳对症支持治疗为主。

若患者体力状态尚可，经济条件较好时，也可试行预期不良反应较轻、总体耐受性较好的治疗（比如免疫治疗），或者参加相关临床试验。但是，总体有效率低，预期不宜过高。

8. 中医药在胰腺癌治疗中的作用是什么

中医药是我国的国粹，也是胰腺癌综合治疗中的重要部分。在治疗胰腺癌的过程中，我们应充分认识其扮演的角色和发挥的作用。

中医药最大的优势就是以人为本，将人作为一个整体进行扶正和调理，改善身体的免疫力及一般情况。而这也恰恰是前文所述的诸多西医治疗方法所欠缺的。比如，前文所述的手术、放疗、化疗等治疗方法虽可以较为直观地移除、毁损或杀灭肿瘤，但是它们无一例外属于“双刃剑”。在治疗肿瘤的同时，对患者的身体也会有不同程度的打击。这就对患者身体的一般情况、免疫力、耐受力等提出了要求。如果患者身体状态很差，体力评分很低，就难以耐受有效的治疗措施。而中医药则可以起到固本、扶正的作用，其对身体的全面调理有助于改善患者的身体情况，使其有机会接受针对性治疗，也可以改善患者的生活质量。这时，中医药在综合治疗中就扮演了重要的辅助作用。

相反，如果明明还有根治性治疗机会，却盲目依靠中医药，想仅仅通过服中药就将肿瘤缩小、杀灭，回避治疗，不正视科学，那就不理智了，很可能耽误最佳的治疗时机，影响治疗效果。

因此，客观地看待和评价中、西医治疗方法的利弊，将两者的优势有效结合，十分重要。

（郝纯毅　吕昂　丘辉）

六、胰腺癌治疗的新兴选择

（一）应不应该参加临床试验

在前文中，我们提到了一个概念——临床试验。大多数老百姓对于临床试验感到很陌生，不知道是什么，甚至有些人会产生抵触心理，认为临床试验就是拿患者做试验，不愿意参加，不想当“小白鼠”。但是如果细心留意，就会发现，近些年在各大医院（尤其是肿瘤专科医院）中，各种临床试验的招募信息越来越多了，临床试验已经成为肿瘤治疗中越来越不可忽视的一项重要选择。那么，究竟什么是临床试验，当有机会时，胰腺癌患者应不应该入组临床试验呢？

1. 什么是临床试验

临床试验（clinical trial）是指在人体（患者或健康志愿者）进行的系统性医学研究，目的是确定一种新药或一项治疗方法的疗效与安全性，以及存在的副作用，是为帮助医生找到改善、控制、治疗疾病最佳方法所进行的研究性工作。参加临床试验的人员称为“受试者”，受试者可以是患者，也可以是健康的人，这主要看是参加什么样的试验。

2. 临床试验的Ⅰ期、Ⅱ期、Ⅲ期、Ⅳ期是什么意思

Ⅰ期临床试验：初步的临床药理学及人体安全性评价试验。观察人体对于新药的耐受程度和药代动力学，为制订给药方案提供依据。

Ⅱ期临床试验：治疗作用初步评价阶段。其目的是初步评价药物对目标适应证患者的治疗作用和安全性，也包括为Ⅲ期临床试验研究设计和给药剂量方案的确定提供依据。

Ⅲ期临床试验：治疗作用确证阶段。其目的是进一步验证药物对目标适应证患者的治疗作用和安全性，评价利益与风险关系，最终为药物注册申请的审查提供充分的依据。

Ⅳ期临床试验：新药上市后应用研究阶段。其目的是考察在广泛使用条件下

的药物的疗效和不良反应，评价在普通或者特殊人群中使用的利益与风险关系以及改进给药剂量等。

3. 临床试验的价值和意义是什么

想理解临床试验的价值和意义，首先需要理解什么是循证医学（evidence-based medicine，EBM）。循证医学是慎重、准确和明智地应用当前所能获得的最好的研究证据，同时结合医生的个人专业和经验，考虑病人的价值和愿望，将三者结合制订出临床治疗决策。循证医学的提出和发展也大大促进了现代医学的发展。而其中最重要的“所能获得的最好的研究证据”，就是基于高质量的临床试验结果获得的证据。

因此，高质量的临床试验是循证医学最重要的参考依据，其结果有助于为未知的、有争议的问题寻找答案，可能帮助更多医生为类似病情的更多患者做出最优的治疗决策，使更多人获益。临床试验也是帮助现代医学不断向前发展，不断提高治疗成绩的重要组成部分。

4. 参加临床试验有哪些利弊

参加临床试验有如下好处：①大多数临床试验都是免费提供试验药物，且大都是未上市或国外已上市国内未上市的有潜力新药，因此，参加临床试验有机会免费使用这些药物；②临床试验有严格的复查随访计划及安全监控，将使患者得到更好的照顾和关注。

临床试验有如下弊端：①每个临床试验都有严格的入组及排除标准，不符合入组标准时无法参加；②临床试验的药物有可能不能获益，也有可能存在副作用；③每个时间点必须严格遵守临床试验的治疗及检查安排，因此可能时间自由性差一些，有可能比普通看病治疗花费更多的时间和精力。

5. 胰腺癌患者应不应该参加临床试验

每一个临床试验在立项、启动前，都需要通过伦理委员会的审批，通过才可启动。而伦理委员会审批的主要内容就是该试验设计是否合理，入排标准是否恰当，是否有损受试者基本利益等。临床试验的适合对象一般是现有治疗方法效果有限、新疗法预期效果不次于当前治疗的人群，或者当前无成熟治疗方案的人群。因此，几乎每一项临床研究在招募前都是经过层层讨论及审核的。

所以，对于大多数胰腺癌患者，当符合入组条件时，入组临床试验是个很不错的选择。当然，最终是否加入，应该在充分了解临床试验的申办方、治疗团队、用药方案、对照组设置等具体信息后，再根据自己的病情、经济状况、医生的建议等综合决定。

比如，在前期的尼妥珠单抗联合吉西他滨对比安慰剂联合吉西他滨治疗晚期胰腺癌的Ⅱ期临床研究中，亚组分析显示吉西他滨 + 尼妥珠单抗对于 *K-RAS* 野生型患者效果明显优于 *K-RAS* 突变型患者（总生存期 11.6 个月 vs 5.6 个月）。因此，基于上述结果，国内目前正在进行“尼妥珠单抗联合吉西他滨对比安慰剂联合吉西他滨治疗 *K-RAS* 野生型局部晚期或转移性胰腺癌的前瞻性、随机对照、双盲、多中心的注册临床研究”。相信在阅读了本书前面内容后，您已经可以基本看懂这个临床试验的题目了。前期研究结果得出尼妥珠单抗联合吉西他滨有可能带来更好生存获益的结论，但还需扩大样本量在Ⅲ期临床试验中验证。因此对于 *K-RAS* 野生型的胰腺癌患者，就比较适合入组该临床研究。因为作为对照组的单药吉西他滨也是指南中的一线治疗方案，而且还有概率使用尼妥珠单抗联合吉西他滨的方案，对患者而言利大于弊。

（二）关于靶向治疗与免疫治疗

在上文中，我们曾提到“BRCA1/2 胚系突变”“K-RAS 野生型”等信息。可能很多人会对此感到陌生，其实，这些信息都是基于基因测序的结果。而胰腺癌的靶向与免疫治疗也几乎都是以基因测序的结果为前提的。在这一部分，我们就系统讲述这一内容。

1. 什么是基因测序

相信大家都听说过基因，也就是 DNA，它是生物体携带和传递遗传信息的基本单位，也是解读人类和疾病的密码。随着精准医学逐渐成熟，越来越多的基因检测产品进入了大众生活。可能很多老百姓都听说过基因测序，但是对于它该不该做、有没有意义等充满困惑。

简单来说，基因测序就是通过采集外周血、其他体液或肿瘤组织对 DNA 进行检测的技术。取受检者外周静脉血或组织，扩增其基因信息后，通过特定设备对受检者样本中 DNA 分子信息做检测，分析基因变异情况。基因检测广泛应用于医疗卫生领域，从孕前准备、产前检查，到家族遗传性疾病的确认，到某种疾病的风险预测、诊断和治疗等。

基于基因测序结果对肿瘤“分子分型”，并根据不同的基因变异情况进行精准治疗，是肿瘤学近 20 年里的研究热点方向。同一个瘤种可能存在不同的基因变异，不同的瘤种也可能存在相同的基因变异。因此，基因测序可能打破“同病同治”的传统治疗模式，实现“同病异治”或“异病同治”。通过全世界科学家的不断研究，已在越来越多的肿瘤中发现了有临床价值的基因变异，也有越来越多的新药诞生，这些都为患者带来了切实的获益。

2. 什么是二代测序技术

二代测序（next-generation sequencing，NGS）技术是相对于一代测序技术的名称。一代测序技术以其可达 1 000bp 的测序读长、99% 以上的高准确性，帮助人们完成了大量的测序工作，但测试速度慢、成本高、通量低等方面的不足，也致使其难以得到大众化的应用。随着科学技术的进步以及科研人员对测序技术的努力开发，NGS 可 1 次同时对几百、几千个样本的几十万至几百万条 DNA 分子进行快速测序分析，因此也叫作高通量测序技术。NGS 技术也可达 99% 以上的准确度，且成本较前也已明显降低，目前已成为肿瘤基因检测服务的主流手段。

3. 什么是靶向治疗

肿瘤细胞与正常细胞有分子层面的差异，这些分子特征给肿瘤细胞强悍的生存力，但同时也会暴露出可以用来攻击的位点，即“靶点”。针对肿瘤特定位点设计相对应的药物，在体内特异地选择致癌位点发生结合作用，使肿瘤细胞特异性死亡，而不会波及肿瘤周围的正常组织细胞进行治疗的方式称为靶向治疗。通过检测肿瘤基因组变异，可能发现部分肿瘤靶向治疗的“靶点”。

实体瘤中最经典的靶向治疗例子就是最常见的消化道间叶源性肿瘤——胃肠道间质瘤。该肿瘤对放化疗不敏感，完整手术切除是最佳治疗手段，但失去手术机会的晚期患者基本没有有效治疗方法。20 年前，c-*KIT* 基因被发现，其编码的 KIT 蛋白能激活自身酪氨酸蛋白酶活性，通过一系列反应激活下游信号通路，从而刺激肿瘤细胞的不断增殖。而针对其的靶向药物，酪氨酸激酶抑制剂伊马替尼，被发现可阻止 KIT 蛋白的活化，从而抑制肿瘤的增殖。由于胃肠道间质瘤中 c-*KIT* 基因突变率高达 80%，因此伊马替尼的问世，将不可手术的胃肠道间质瘤患者的中位生存期一下子从 1 年延长到近 5 年，不仅震惊了世界，也由此掀开了实体瘤靶向治疗的新篇章。

现在，在乳腺癌、非小细胞肺癌、黑色素瘤、肾细胞癌、肝细胞癌等很多瘤种中，靶向治疗都已成为不可或缺的重要治疗手段。

4. 胰腺癌有靶向治疗吗，有必要做基因测序吗

在很多肿瘤中，由于对治疗决策有决定性影响，关键位点的基因检测已经成为了常规。比如胃肠道间质瘤对 c-*KIT* 及 *PDGFRA* 的检测，非小细胞肺癌对 *ALK* 及 *EGFR* 的检测，乳腺癌和胃癌对 *HER-2* 的检测，结直肠癌对 *K-RAS*、*B-RAF* 的检测等。而有些瘤种中，比如肝细胞癌，显示出良好效果的为多靶点靶向药物，而并不针对某一个位点。因此，基因检测对药物选择和延长生存的获益目前并不明确。但是，在各个瘤种中的全外显子检测及 RNA 测序也正在积极开展，这有助于探索新的基因突变位点和新的靶向治疗可能。

那么，胰腺癌有没有必要做基因检测呢？应该说，胰腺癌的靶向治疗在过去 20 年总体进展缓慢，但是在近几年取得了较为明显的进展。一项随机对照Ⅱ期临床研究显示，相比于单药吉西他滨，吉西他滨联合尼妥珠单抗可带来生存延长（8.7 个月 vs 6.0 个月）。尤其是亚组分析中发现，在 *K-RAS* 野生型患者人群中，这一生存优势格外显著（11.6 个月 vs 5.6 个月）。因此，虽然 *K-RAS* 野生型患者比例较低，但是一旦证实为野生型，从尼妥珠单抗中获益的概率明显增加，这样的基因检测是有意义的。

此外，一项随机对照Ⅲ期临床研究（POLO 研究）显示，存在 *BRCA1/2* 胚系突变的患者，更可能从含铂方案化疗中受益，且一线含铂类方案化疗 16 周以上病情仍稳定患者，使用聚腺苷二磷酸核糖聚合酶（PARP）抑制剂奥拉帕利维持治疗可显著延长无疾病进展期（7.4 个月 vs 3.8 个月）。因此，奥拉帕利也成为经生物标志物选择的晚期胰腺癌患者中唯一获批靶向药物，该维持治疗方案也被作为 1 级推荐纳入 NCCN 及 CSCO 指南中。但 2021 年 POLO 研究，进一步公布研究结果显示患者总生存期并未明显获益，因此患者能否从奥拉帕利中明显获益，仍需经临床医师综合评估考虑。*BRCA1/2* 胚系突变的患者在胰腺癌中大概占 4%~7%。另外，有 *NTRK* 突变的胰腺癌患者，使用靶向 *NTRK* 的药物如拉罗替尼有可能带

来生存期延长，虽然 *NTRK* 融合突变仅可见于小于 1% 的胰腺癌患者。

由此可见，胰腺癌的靶向治疗虽然仍然处于起步阶段，任重道远，但已可看到一些曙光，基因检测对于胰腺癌也是有意义的。因此，CSCO 指南也推荐对 *BRCA1/2*、*PALB2*、*NTRK*、*dMMR/MSI*、*PDL1/PD1*、*KRAS*、*Her-2*、*ALK*、*ROS1* 等基因进行检测，这可能会给一小部分患者带来新的治疗机会。

但需注意的是，目前，胰腺癌患者从基因检测中发现可从靶向治疗中明显临床获益的概率仍然很低。因此，虽然医学原则是不放弃任何机会，鼓励积极尝试，但现实中务必与患者及家属充分说明沟通，是否检测需结合自身经济条件及病情后综合决定。

5. 什么是 PD-1/PD-L1

近些年，“PD-1”“PD-L1”等字眼在肿瘤治疗中很热门，可能很多老百姓也听说过，那么到底什么是 PD-1/PD-L1 呢？

人体内正常的免疫系统有一套完备的肿瘤识别和杀伤体系，该体系包括 T 细胞、B 细胞、NK 细胞等各种免疫细胞，抗体和补体。利用该体系中任何一个免疫环节所研发的抗肿瘤治疗都可以叫作免疫治疗。免疫治疗是近几年来发展最为迅猛的抗肿瘤的治疗手段，其机制就是激活机体自身免疫系统来杀灭肿瘤细胞。

细胞程序性死亡受体 1，即 programmed cell death 1（PD-1），是人体免疫细胞 T 细胞表面的一种受体蛋白。细胞程序性死亡配体 1，即 programmed cell death ligand 1（PD-L1），是 PD-1 的配体。一旦 PD-1 与 PD-L1 相结合，便会向 T 细胞传递一种负向调控信号，诱导 T 细胞进行凋亡并抑制 T 细胞的增殖和活化。而一些肿瘤表面就会携带 PD-L1，因此肿瘤表面的 PD-L1 与 T 细胞表面的 PD-1 结合后，T 细胞就会被抑制，人体通过免疫系统识别和杀伤肿瘤的作用就会大大减低。

因此，现在陆续问世的 PD-1 或 PD-L1 抑制剂，就是通过与 T 细胞表面的 PD-1 或肿瘤表面的 PD-L1 结合，将原本 PD-1/PD-L1 的结合方式打破，使被肿瘤细胞俘获的 T 细胞重新发挥其能力，从而开始识别并杀伤肿瘤细胞，起到对肿瘤治疗的作用。

所以，PD-1 其实是一种免疫检查点分子，是免疫系统中的抑制性通路，它本来的作用是调节生理性免疫应答的持续时间和幅度，从而避免免疫系统对正常组织造成损伤和破坏。而这种通路一旦被肿瘤细胞等“坏人”利用，就会导致免疫系统将“坏人”误认为是“好人”，从而放行，让肿瘤细胞逃脱免疫系统的杀伤。

而作用于这类免疫检查点分子，通过抑制其作用而重新激活免疫系统杀伤能力的药物，就称为免疫检查点抑制剂（immune checkpoint inhibitor，ICI）。ICI 除了 PD-1 抑制剂、PD-L1 抑制剂外，还有 CTLA-4 抑制剂等，更多的免疫检查点分子和通路也在研究中。

6. PD-1/PD-L1 抑制剂对胰腺癌效果好吗

PD-1/PD-L1 抑制剂在淋巴瘤、黑色素瘤、肝细胞癌、非小细胞肺癌等瘤种中已取得显著疗效，但在胰腺癌中效果并不理想。PD-1/PD-L1 抑制剂与化疗、放疗，CTLA-4 抑制剂及其他治疗方式的联合应用在胰腺癌患者中均有尝试，但目前仍未取得突破。具体原因尚不明确，这可能和胰腺癌的免疫微环境有关。

目前研究比较明确的是，对于存在错配修复缺失（deficient mismatch repair，dMMR）导致微卫星不稳定性（microsatellite instablity，MSI）的实体瘤，PD-1/PD-L1 抑制剂更可能取得良好的效果。但是，该情况在胰腺癌患者人群中比例很低。此外，若肿瘤表现为 PD-1/PD-L1 高表达，或肿瘤突变负荷（tumor mutation burden，TMB）较高，也更可能从 PD-1/PD-L1 抑制剂中获益，但并不绝对。

因此 CSCO 也推荐在对胰腺癌患者进行基因检测时涵盖 *dMMR/MSI*、*PDL1/PD1*、*TMB* 等信息，评估是否可能从免疫治疗中获益。

7. 胰腺癌有细胞免疫疗法吗

除 ICI 外，细胞免疫疗法是肿瘤免疫治疗领域的另一个研究热点。通俗来讲，细胞免疫疗法就是利用生物技术和生物制剂对患者采集的自身免疫细胞进行培养和转化，然后回输至患者体内，从而刺激增强免疫细胞对肿瘤细胞的杀伤，达到治疗目的。根据作用的细胞不同，又分为 T 细胞疗法、NK 细胞疗法、干细胞疗法、DC 细胞疗法、巨噬细胞疗法等。

然而无论哪种细胞免疫疗法，在胰腺癌的治疗中都仍处于研究阶段，尚不完全成熟，疗效亦不确切。因此，建议胰腺癌患者仍应首选疗效更加确切、证据更加充分的一线、二线治疗。根据患方的经济情况、主观意愿、病情发展等，当医患双方经妥善沟通商议后，可考虑尝试细胞免疫疗法或入组相应的研究项目。

（吕昂　吴剑挥　刘道宁）

七、应贯穿始终的治疗——最佳支持治疗

在胰腺癌的治疗中，有一部分内容容易被忽视，却是影响治疗效果和患者主观体验至关重要的部分，那就是最佳支持治疗。所谓最佳支持治疗，其目的就是减轻临床症状，提高患者生活质量。

上述的所有治疗方法，包括手术、化疗、放疗、靶向治疗、免疫治疗等，都是针对肿瘤而进行的治疗，也称病因治疗。然而，肿瘤是长在人身上的。我们不仅需要治疗肿瘤，同时更应该关注在整个治疗过程中，如何调整人的身体状态和心理感受，这就是支持治疗。

只有患者的身体和心理感受良好，生活质量才会提高，反过来才可以更好地配合其他治疗，两者是相辅相成的。试想一下，如果患者一直处于体质虚弱、营养不良、疼痛控制不佳的状态，那么他是无法耐受上述任何治疗的。因此，在传统观念中，似乎只有肿瘤到了终末期，不适合其他治疗了，才进行最佳支持治疗。这种观念是错误的。手术前的最佳支持治疗可以改善患者体质，提高手术安全性；手术后的最佳支持治疗可以帮助患者尽快恢复身体功能，早日回归家庭和社会；放化疗期间的最佳支持治疗可以让患者有更好的身体耐受性去接受治疗；终末期的最佳支持治疗可以让患者更加平和、有尊严、有质量地度过生命最后的旅程。

因此，最佳支持治疗应该是贯穿在整个治疗过程始终的，是一切的根基和前提。最佳支持治疗主要包括但不限于以下几大方面，下面我们来一一介绍。

（一）如何进行疼痛管理

疼痛是对生活质量影响极大的一种负面主观体验，继呼吸、脉搏、血压、体温之后，被列为人类的“第五大生命体征”。可见其对人们的生命体验影响之巨大。疼痛是胰腺癌患者最常见也最突出的症状之一，因此，科学合理地控制疼痛对于改善生活质量，建立生活信心至关重要。

1. 什么是癌性疼痛

国际疼痛研究学会（IASP）对疼痛的最新定义为：疼痛是一种与实际或潜在组织损伤相关联的包括感觉、情绪、认知和社会成分的痛苦体验。癌性疼痛是指癌症、癌症相关性病变及抗癌治疗所致的疼痛，为慢性疼痛。慢性疼痛如果得不到有效缓解，则会发展为顽固性疼痛。疼痛是癌症患者尤其是中晚期癌症患者最常见也最令人痛苦的症状之一。有研究数据显示大约51%~62%的癌症患者伴随不同程度的疼痛，其中，约40%为轻度疼痛，60%为中重度疼痛。由于人们对于癌痛存在很多方面的误区，导致目前疼痛未得到良好的管理，而疼痛给患者的生活质量带来了严重的负面影响。积极改善癌痛，会提高患者的生活质量，减轻心理痛苦，也会为顺利进行抗肿瘤治疗提供保证。

2. 如何治疗癌性疼痛

对于治疗癌性疼痛，药物治疗是最主要、最常用、最方便的方法，具有有效、作用迅速、风险小、费用合理等优点。癌痛药物治疗的原则为：①首选无创途径给药：口服用药具有无创、方便、经济、易于调整的优点，随着止痛药剂型研究进展及患者不同病情对给药途径的不同需求，除了口服给药外，还可以选择其他无创给药方式，如贴剂和栓剂等；②按时给药：应该按照规定的间隔时间给药，而不是等出现疼痛时再给药，杜绝“痛了就吃，不痛就不吃”的按需给药方式；③按阶梯给药：根据世界卫生组织推荐的癌痛三阶梯治疗原则给药，根据轻、中、重不同程度的疼痛采取不同的方案进行治疗，镇痛药应从低级向高级顺序提高，弱化中度镇痛药的使用是目前的趋势；④个体化给药：根据患者的情况实现个体化给药，对麻醉药品的敏感度个体间差异很大，所以阿片类药物并无标准剂量，凡能使疼痛得到有效缓解并且不良反应最小的剂量都是最佳剂量；⑤注意具体细节：对使用止痛药物的患者要注意监测，密切观察不良反应，目的是既要获得疗效，又要使不良反应最小，从细节方面提高镇痛治疗效果。

3. 什么是癌性疼痛三阶梯疗法

癌性疼痛三阶梯疗法是世界卫生组织倡导的癌痛治疗原则，80%~90%的癌性疼痛可通过规范的药物治疗得到满意控制。①第一阶梯：轻度癌痛的患者使用非阿片类镇痛药，主要包括对乙酰氨基酚或非甾体类抗炎药，可酌情使用其他辅助药，如抗焦虑药、抗抑郁药、抗癫痫药等辅助药物；②第二阶梯：

中度癌痛的患者可使用弱阿片类镇痛药，主要包括曲马多、可待因或低剂量的强阿片类药物，弱化中度镇痛药的使用是目前的趋势，可与第一阶梯药物合用增加镇痛效果，也可酌情使用其他辅助药；③第三阶梯：重度疼痛的患者使用强阿片类镇痛药，主要包括吗啡、羟考酮、芬太尼等，也可与第一阶梯药物合用或酌情使用辅助药。疼痛严重程度可以用数字疼痛量表（numerical rating scale，NRS）来评估，该量表以 0~10 计分，表示从无痛到最痛，患者可以根据自己的疼痛程度来打分。1~3 分表示轻度疼痛，4~6 分表示中度疼痛，7~10 分表示重度疼痛。根据疼痛的严重程度选择相应阶梯的药物。

4. 用不用担心吗啡成瘾

吗啡是为大家熟知的强效止痛药物，但由于担心用吗啡控制疼痛导致药物成瘾，很多患者及家属在用药时疑虑重重。其实这是完全不必要的。国内外大量实践已证明，阿片类药物是目前镇痛效果最强的一类药物，因其镇痛效果好，副作用少，是目前世界上治疗中重度癌痛的最有效的药物。对于晚期癌症患者而言，阿片类药物有时甚至是唯一有效的治疗药物。常用阿片类药物包括吗啡、羟考酮、芬太尼等。癌痛本身就是对阿片类药物成瘾的最好拮抗。另外，大量研究证实，服用阿片类药物治疗癌痛极少发生成瘾，因此在使用阿片类药物止痛时，不必担心成瘾的问题。

5. 阿片类药物常见的不良反应有哪些

阿片类药物的不良反应常出现于用药初期或过量用药时，个体差异较大，常见的不良反应有恶心、呕吐和便秘等。阿片类药物所致的恶心、呕吐，一般发生在用药开始后 1 周内。一般情况下，随着用药时间的延长，4~7 天后，不良反应会逐渐减轻或消失。初次使用阿片类药物的第 1 周内，可以给予甲氧氯普胺等止吐药，用于预防阿片类药物所致的恶心、呕吐。便秘是阿片类药物最常见的不良反应，可能伴随阿片类药物的使用而长期存在，应注意预防。可以通过以下方法来预防或处理便秘：多饮水，多食香蕉、蜂蜜，以及富含纤维素的食物；按摩腹部或适当运动，养成规律的排便习惯；适量使用番泻叶、麻仁等缓泻剂。如果 3 天未解大便，就应该给予灌肠等更加积极的处理。

6. 癌症患者可以使用哌替啶（杜冷丁）止痛吗

很多老百姓都听说过杜冷丁，那么，它适合用于癌性疼痛的控制吗？哌替啶（杜冷丁）是用于治疗急性疼痛的有效药物，但将其用于癌症患者的镇痛，则被视为不合理用药。世界卫生组织已将哌替啶（杜冷丁）列为癌症患者疼痛治疗不予推荐使用的药物。原因有以下几点：①止痛作用弱，哌替啶的止痛效果仅为吗啡的 1/10；②作用持续时间短，约 2~4 小时；③哌替啶进入体内的代谢产物毒性比吗啡等阿片类药物大得多，长期反复使用会造成神经、肌肉、血管等损伤，容易“成瘾”。

（二）如何进行营养支持

在胰腺癌的全程管理中，患者的营养状态是容易被忽略，却至关重要的一部分内容。胰腺癌患者往往伴有疼痛、消化不良、食欲缺乏，加之恶性肿瘤对人体的消耗，很容易导致营养不良，体重减轻。在我国约 70%~80% 的胰腺癌患者都伴有不同程度的营养不良，甚至小部分患者可能直接死于营养不良。长期密切的个体化营养咨询和支持可以改善胰腺癌患者的营养不良，减少治疗并发症，延长生存期。

1. 如何判断患者的营养状态

在判断一个人是否营养不良时，我们可能会通过胖瘦、肌肤是否有光泽、说话是否有底气、力气大不大、活动量大不大等方面粗略判断。这些都是很实用的方法，但是，是否有更科学系统的判断工具呢？根据中华医学会肠外肠内营养学分会发布的《肿瘤患者营养支持指南》推荐，胰腺癌患者一经确诊，应尽早进行营养风险筛查和营养状况评定。可将 2002 版营养风险筛查标准（NRS-2002）作为住院患者营养风险筛查的工具。同时，推荐使用主观综合营养评估法（SGA）或患者自评 - 主观综合营养评估法（PG-SGA）进行患者营养状态的评估。

2. 营养支持会不会促进肿瘤生长

有些人有这样一个误区：恶性肿瘤患者不能补充营养，因为肿瘤会抢夺所摄取的营养，导致肿瘤越长越快。这个认知是错误的。正因为在与恶性肿瘤细胞争夺营养物质时，正常细胞永远是失败者，因此营养缺乏时，首先受损的，往往也是正常细胞和组织器官。如果企图“饿”死肿瘤，首先垮掉的肯定是人，而不是肿瘤。因此，只有进行科学合理的营养支持，才能让机体的抵抗力增强，更好地耐受针对肿瘤的治疗。目前，没有任何临床资料表明，营养支持治疗可以刺激肿瘤生长加速。

3. 哪些患者需要营养支持

在上文中，我们提到了营养风险筛查的概念。所谓营养风险，就是指现存的或潜在的与营养因素相关的导致患者不利临床结局的风险。而营养风险筛查，就是医务人员利用快速、简便的方法了解患者营养状况，决定是否需要制订营养支持计划的过程。营养风险的内涵包括两个方面：有营养风险的患者发生临床不良结局的可能性更大，同时从营养支持中受益的机会也更大。因此，当我们进行营养风险筛查，并进行营养评定时，对于所有有适应证的患者都应该给予合理的营养支持治疗。

营养支持既可用于术前改善患者营养状态、增加手术安全性，也可用于术后维持患者能量需求、减少并发症，还可用于放化疗期间或康复期，避免营养不良的发生等。

4. 营养支持的方法有哪些

营养支持的途径主要分为肠内营养（enteral nutrition，EN）和肠外营养（parenteral nutrition，PN）两大类。

EN 指的是经胃肠道提供代谢所需的营养物质及其他各种营养素的营养支持方式。比如口服或经鼻饲空肠管、空肠造瘘管注入能提供多种宏量和微量营养素的液体、半固体或加入饮品的粉剂等。PN 指的是经静脉途径为无法经消化道摄取或经消化道摄取营养物质不足的患者提供包括氨基酸、脂肪、碳水化合物、维生素、矿物质及微量元素等营养素，以促进合成代谢，抑制分解代谢，维持机体组织、器官的结构和功能。

当患者可以自主进食，或有渠道利用肠道时，应首选 EN 的途径进行营养支持。当 EN 无法实施或不能满足机体的营养需求时，则给予 PN。具体的营养支持方式、营养素的配比及补充量，应由专业医师根据营养状态和胃肠道功能的评定来决定。

5. 什么是恶病质

有人可能听说过晚期恶性肿瘤患者的“恶病质”。恶病质是指由多种因素导致的肿瘤患者机体骨骼肌进行性丢失，伴或不伴脂肪含量下降，这种丢失往往不能通过传统的营养支持得到完全纠正，并且可以进一步导致多器官功能障碍的临床综合征。晚期胰腺癌患者中恶病质的比例可高达 83%，是患者死亡的重要原因。恶病质的患者应根据恶病质评分（CASCO）或简化版 CASCO 的分期，并根据预期寿命、是否存在抗肿瘤治疗手段、营养支持的风险效益比等因素，在尊重患者和家属的权力和意愿基础上，决定是否实施、如何实施营养支持。

（三）如何应对肿瘤相关并发症

在胰腺癌发生发展的过程中，可能会出现一系列肿瘤相关的并发症，它们轻可影响生活质量，重可直接威胁生命。因此，及时有效地处理肿瘤相关并发症，对改善患者预后十分重要。肿瘤相关并发症可能种类繁多，我们选取了胰腺癌最常见、危害最大的几种分别进行介绍。

1. 出现黄疸时怎么办

黄疸以皮肤巩膜黄染为主要表现。有多种原因可以导致黄疸，比如严重肝功能不全、胆汁淤积导致的肝细胞性黄疸，溶血时大量胆红素释放入血导致的溶血性黄疸等。胰腺癌患者的黄疸绝大多数都是由于肿瘤压迫胆管，导致胆汁排泄受阻，从而引起的梗阻性黄疸。持续的胆道梗阻会导致肝功能严重受损，进而威胁生命。

出现黄疸时要及时就医，明确原因。如果明确为梗阻性黄疸，通常可以通过超声、CT、MRI 等影像学方法看到肝内外胆管的扩张。这时，仅仅依靠输注保肝类药物，是无法缓解黄疸的，需要进行有效的胆汁引流。

胆汁引流大致可分为内引流和外引流。内引流是将胆汁引入患者自身的消化道，常用办法是经内镜胆道支架置入。若黄疸时间不长、程度不重，又具备手术机会，有时可以直接行根治性手术切除病灶，同时解除黄疸。外引流是将胆汁引出体外，具体方法包括经皮经肝胆管穿刺引流、经皮经肝胆囊穿刺引流，经内镜鼻胆管引流等。

上述措施各有利弊，需要医生根据患者病情、下一步治疗方案，并结合自身医疗条件等来决定解除黄疸的具体方式。

2. 出现消化道出血时怎么办

胰腺癌（通常是进展期胰腺癌，或个体较大的胰腺癌）有时会侵犯十二指肠，造成上消化道出血。若出血量较大，临床上主要表现为黑便、头晕、乏力、心悸，甚至呕血等。实验室检查可见血红蛋白进行性下降。胃镜检查往往可直接观察到十二指肠受侵及肠黏膜溃疡出血。

若出现消化道出血，往往首先需要输血、禁食、静脉补液、药物止血等治疗。但是，由肿瘤侵犯导致的消化道出血通常很难通过药物止住，即使暂时停止，出血也很容易再次发生。因此，最好的治疗方法是在进行输血等支持治疗的同时，完善肿瘤可切除性评估、分期检查及心肺功能等评估，判断是否存在手术切除原发病灶的机会。

若存在根治性手术机会，则尽量通过输血、补液、肠外营养支持等方法将身体一般情况改善，积极进行手术。若已不具备根治性手术机会，有时为了有效止血，也会进行姑息性手术，切除原发病灶。这样做的目的一方面是为了挽救生命，另一方面也为进一步治疗创造条件。但这种姑息性手术往往难度大、风险高、获益小，建议进行多学科会诊讨论决定是否进行，并与患者家属充分沟通。

3. 出现消化道梗阻时怎么办

消化道梗阻是消化道恶性肿瘤患者较常见的并发症之一，更常见于结直肠癌。对于胰腺癌患者，消化道梗阻既有可能由原发肿瘤较大，压迫十二指肠或空肠起始段引起，也可能由腹腔种植转移瘤侵犯其他肠道所导致，还可能由于手术后的肠粘连所导致。根据梗阻的部位和程度，有时患者表现为进食后呕吐，有时表现为腹胀、排便前腹痛，有时表现为停止排气排便。

因此，当出现疑似肠梗阻的症状体征时，应及时就诊。首先需要结合患者的临床表现，进行完善的一系列检查，如立位腹平片、腹盆腔增强 CT 等，以明确梗阻是否存在、导致梗阻的原因、梗阻的部位、完全性还是不完全性肠梗阻等。大部分肠梗阻患者需要禁食水、胃肠减压、静脉补液、肠外营养支持等治疗。

同时，根据肿瘤的分期、梗阻的部位及梗阻的严重程度，来决定解除梗阻的方法。比如，原发肿瘤导致的十二指肠梗阻，还存在根治性手术机会，应积极考虑行手术治疗；原发肿瘤导致的十二指肠梗阻，已失去根治性手术机会，可考虑行十二指肠支架置入；原发肿瘤导致的上消化道梗阻，已失去根治性手术机会，亦无法行支架置入，可考虑行姑息性短路手术以旷置梗阻部位，解除梗阻；种植性转移病灶导致的消化道梗阻，可考虑联合转移病灶切除或行短路手术解除梗阻；若为不可切除的种植性转移病灶导致下消化道梗阻，可考虑行腹壁造口等。

4. 出现胸腹腔积液时怎么办

胸腹腔积液是晚期恶性肿瘤患者常见的并发症之一。少量积液也许不会导致特殊症状，但较大量的腹腔积液可能导致患者腹胀、消化不良、腹部膨隆、行动不便等，较大量的胸腔积液可以导致气短、胸闷、憋气等表现。

导致胸腹腔积液的原因多种多样，如肝功能不全、营养不良所致低白蛋白血症导致的胸腹腔积液，细菌感染所致炎症刺激导致的胸腹腔积液，门静脉血栓或瘤栓所致肠道瘀血导致的腹水，心脏功能不全所致外周循环瘀血导致的腹水等。但对于胰腺癌患者，胸腹腔积液出现的最常见原因是肿瘤的腹膜或胸膜转移，刺激腹膜或胸膜分泌渗出，也称恶性胸腹腔积液。

胸腹腔积液通过 B 超、CT 等方法都可以明确诊断。当出现胸腹腔积液时，首先应该结合病史、实验室检查等指标，判断其原因。当胰腺癌病期较晚，又伴有 CA12-5 显著升高时，更提示有可能存在肿瘤的腹膜转移。

若出现胸腹腔积液，可先尝试通过补充白蛋白、限钠、利尿等手段保守治疗。若是积液量大，症状明显，严重影响生活质量，也可行胸腹腔积液穿刺引流，以改善症状。但是，若是恶性胸腹腔积液，很难通过上述保守治疗消除，穿刺引流后也仍会不断产生，因此除非严重影响生活质量，否则不建议常规穿刺引流。当症状很明显时，可保留穿刺导管，每日限量引流。穿刺导管腔内给药是治疗恶性胸腹腔积液的主要手段之一。一项国内开展的Ⅲ期临床研究显示，腔内注射重组人血管内皮抑制素和 / 或顺铂对于控制恶性胸腹腔积液具有良好的疗效，尤其是血性胸腹腔积液。

（四）如何应对静脉血栓栓塞

静脉血栓栓塞（venous thromboembolism，VTE）是指血液在静脉血管内不正常的凝结而引起的静脉回流障碍性疾病。恶性肿瘤患者血液处于高凝状态，也是VTE的好发人群。

1. 静脉血栓栓塞包括哪些类型

VTE主要包括以下4种类型：

（1）深静脉血栓（deep venous thrombosis，DVT）：指血液在深静脉内不正常凝结引起的静脉回流障碍性疾病。常发生于下肢，也可发生于上肢。深静脉位于深筋膜深方，如髂总静脉、股静脉、腘静脉、胫前胫后静脉、腓静脉、锁骨下静脉等，其血液直接回流至心脏。DVT典型临床症状包括疼痛、静脉血栓形成的同侧肢体远端水肿、沉重等，但并非所有病例均存在以上症状。

（2）浅表血栓性静脉炎：是指中等大小的浅表静脉自限性的血管炎。其诊断主要根据临床症状（如触痛、红斑、浅静脉相关性坚硬条索）和超声检查DVT的阴性排除结果。症状进展期间，应进行定期的超声影像评价。

（3）肺栓塞（pulmonary embolism，PE）：由内源性或外源性栓子阻塞肺动脉或其分支，引起肺循环和右心功能障碍的一组疾病。最常见的病因来自下肢DVT脱落。典型的临床症状包括不明原因的呼吸急促、胸痛、心动过速、情绪不安、呼吸急促、晕厥、血氧饱和度下降，但并非所有PE均存在上述临床典型症状。PE一旦发生，死亡率可高达9%~50%。

（4）内脏静脉血栓：胰腺癌患者的VTE除了上述3种类型以外，还包括第4种类型，即内脏静脉血栓（比如门静脉血栓或者肠系膜静脉血栓）。患者可出现持续腹痛、血便等症状，需要完善血管超声或腹部增强CT检查以明确诊断。其发展严重可威胁生命。

2. 胰腺癌患者发生静脉血栓栓塞的概率高吗

恶性肿瘤患者VTE的发生率比非肿瘤患者高4~7倍，可达4%~20%，且呈逐年上升趋势。VTE是肿瘤的常见并发症，也是导致肿瘤患者死亡的原因之一。胰腺癌是发生VTE风险最高的肿瘤之一，进展期胰腺癌发生VTE事件比例可高达27%。频繁且较早合并VTE的胰腺癌患者其无进展生存期和总生存期明显减低，也是胰腺癌患者猝死的主要原因之一。

3. 如何评估静脉血栓栓塞的风险

VTE 形成的原因主要包括血流速缓慢、血管壁损伤和高凝状态 3 方面。比如高龄、长期制动、恶性肿瘤、外科大手术、局部穿刺创伤等都是 VTE 发生的常见危险因素。

在明确 VTE 危险因素的基础上，为评估患者发生 VTE 的风险，国内外制订了较多的风险评估模型，以便区分不同情况下的患者发生 VTE 的风险，从而更有针对性地预防 VTE。常用的模型包括：

（1）Khorana 血栓风险评估模型：由美国医生 Khorana 博士等共同设计，2013 年经调整后被美国临床肿瘤学会（ASCO）采用，该模型主要用来评估门诊化疗的肿瘤患者合并 VTE 的风险程度（见表 7）。

表 7　Khorana 血栓风险评估模型

患者特征	Khorana 得分
原发肿瘤部位	
超高风险（胃、胰腺、原发性脑肿瘤）	2
高风险（肺、淋巴、妇科、膀胱、睾丸、肾肿瘤）	1
化疗前白细胞计数 $>11\times10^9$/L	1
化疗前血红蛋白水平 <100g/L 或使用造血素	1
化疗前血小板计数≥350×10^9/L	1
BMI≥35kg/m^2	1

注：VTE 风险分类：低风险：Khorana 得分 0；中等风险：Khorana 得分 1~2；高风险：Khorana 得分≥3。

（2）Caprini 风险评估模型：由 Caprini 评分量表和 VTE 风险分层两部分组成，由美国 Caprini 等基于临床经验和研究结果设计。第 9 版 ACCP（American college of chest physicians）指南推荐使用 Caprini 风险评估模型对外科手术患者进行血栓风险评估（见表 8）。

表 8　Caprini 风险评估模型

风险因素	Caprini 得分
41~60 岁；小手术（手术时间 <30 分钟）；体重指数 >25kg/m^2；下肢水肿；静脉曲张；怀孕或产后；原因不明或有继发性自然流产史；口服避孕药或其他激素类药物；败血症（1 个月内）；严重肺病，包括肺炎（1 个月内）；肺功能异常；急性心肌梗死；充血性心力衰竭（1 个月内）；肠炎史；卧床休息	1
61~75 岁；关节镜手术；大型开放手术（手术时间 >45 分钟）；腹腔镜手术（手术时间 >45 分钟）；恶性肿瘤；卧床休息（时间 >72 小时）；石膏固定；中心静脉置管术	2
大于 75 岁；VTE 病史；VTE 家族史；V Leiden 正面因素；凝血酶原 20210A 阳性；狼疮抗体阳性；抗心磷脂抗体阳性；血清同型半胱氨酸升高；肝素诱导性血小板减少症；其他先天性或后天性血栓	3
中风（1 个月内）；选择性关节置换术；髋部、骨盆或下肢骨折；急性脊髓损伤（1 个月内）	5

注：VTE 风险分类：很低风险：Caprini 得分 0，VTE 发病率 <0.5%；低风险：Caprini 得分 1~2，VTE 发病率为 1.5%；中等风险：Caprini 得分 3~4，VTE 发病率为 3.0%；高风险：Caprini 得分 5~8，VTE 发病率为 6.0%；超高风险：Caprini 得分 >8，VTE 发病率为 6.0%。

（3）Padua 风险评估模型：由意大利 Padua 大学多学科协同完成，通过对以往的内科住院患者合并 VTE 的情况进行回顾性研究的基础上发展而来，该模型对内科住院患者 VTE 的早期筛查和预防具有重要意义（见表 9）。

表 9　Padua 风险评估模型

风险因素	Padua 评分
恶性肿瘤	3
静脉血栓栓塞历史（排除浅静脉血栓）	3
卧床不起	3
已知的血栓形成倾向	3
创伤或手术（1 个月内）	2
高龄（大于 70 岁）	1

续表

风险因素	Padua 评分
心脏和 / 或呼吸衰竭	1
急性心肌梗死或缺血性卒中	1
急性感染和 / 或风湿病	1
肥胖（BIM≥30kg/m^2）	1
持续的激素治疗	1

注：a：6 个月内局部或远处转移和 / 或放化疗的患者；b：卧床休息≥3 天（由于患者的限制或医生的建议）；c：遗传性抗凝缺乏，遗传性蛋白 C（PC）、蛋白 S（PS）缺乏，凝血因子 V Leiden（FVL）突变，G20210A 凝血酶原突变，抗磷脂综合征。VTE 风险分类：低风险：Padua 评分 <4 分，VTE 发生率为 0.3%；高风险：Padua 评分≥4 分，VTE 发生率为 11%。

此外，还有如 JFK 医学中心血栓评估表、RAP 评分法等其他评估模型。众多的风险评估模型并非适用于所有患者，还需要临床医生根据患者病情具体选择种类和评估相应风险。

4. 应该如何预防静脉血栓栓塞

根据患者的具体情况差异，对是否需要预防静脉血栓栓塞、应如何预防，要求也不尽相同。总结大致分为以下 3 类情况：

（1）门诊高危胰腺癌患者（如在全身化疗方案前 Khorana 评分≥3 分）应使用新型口服抗凝药（如阿哌沙班、利伐沙班）或低分子肝素注射来预防 VTE。而对于无其他 VTE 风险的门诊患者，则不建议常规预防。

（2）对于需行外科手术而住院的胰腺癌患者，围手术期均应给予机械性（如间歇充气加压装置或抗血栓弹力袜）预防 VTE。若术前应用 Caprini 风险评估模型评分≥3 分，则机械预防的同时，需再对患者进行手术出血风险评估，充分明确抗凝获益 / 出血风险比，酌情考虑加用低分子肝素进行预防抗凝。根据评分情况，抗凝时间一般持续至术后约 1~4 周。

（3）内科治疗住院的胰腺癌患者，绝大多数住院期间需抗凝治疗（尤其是 Padua 风险评估模型≥4 分的人群）来预防 VTE，除非存在明确出血高危因素。抗凝药物优先选择低分子肝素或磺达肝癸钠。

5. 一旦发生静脉血栓栓塞，应如何治疗

所有分类的胰腺癌患者，一旦发生 VTE，标准方法是尽早开始抗凝治疗。低分子肝素是首选药物，其次可以选择磺达肝素、新型口服抗凝药等。有时患者诊断 VTE 的同时存在明确的抗凝禁忌，比如血小板计数 $<50\times10^9$/L、3 个月内曾出现出血事件、活动性消化道溃疡等，则可考虑行下腔静脉滤器植入，以预防 PE 的发生。

（五）如何对患者进行心理支持

任何人在面对疾病与未知时，都可能会产生恐惧、抑郁、无助等各种各样的负面情绪，更何况是面对胰腺癌这种棘手的疾病。医生在看病时，面对的不仅仅是疾病，更是一位位有血有肉的患者个体。因此，在治疗疾病的同时，也要关注到患者心理的诉求和感受，尽可能给予支持与帮助。

1. 胰腺癌患者常见的心理问题有什么

胰腺癌患者在面对疾病的诊断、治疗和预后等问题时，其心理痛苦水平要高于其他癌症患者。胰腺癌患者常见的心理或情绪问题包括抑郁和对死亡的恐惧等。

胰腺癌患者发生抑郁的风险非常高，主要原因可能是疾病预后差、疼痛或与死亡相关的生存问题等。研究发现，有部分患者在诊断胰腺癌之前就存在焦虑和/或抑郁症状，这可能与肿瘤引起的神经内分泌系统改变有关，提示患者的抑郁情绪可能与胰腺的生理功能受损有关。此外，胰腺癌患者伴有抑郁时体内的炎症因子（主要是白介素-6）水平会升高，与抑郁的严重程度呈正相关。抑郁情绪可能会严重影响胰腺癌患者的治疗效果，进而降低其生活质量。因此，早期干预抑郁症状对于提高胰腺癌患者的生活质量具有重要作用。

对死亡的恐惧也是胰腺癌患者常见的心理问题。胰腺癌目前还是一种治愈率较低的恶性肿瘤，严重威胁着患者的生命，因此，胰腺癌患者的死亡恐惧是较为常见的。此外，胰腺癌患者大多会经历疼痛，大部分是由于肿瘤本身对机体的侵犯引起的疼痛，也有小部分是与肿瘤治疗相关的，比如化疗、放疗相关的并发症，疼痛是癌症患者最常见和最难忍受的症状之一，对患者的身体、心理、社会支持

系统有多方面的影响，会显著降低患者的生活质量。因此，在有限的时间内与患者及家属进行有关死亡的讨论，努力帮助患者改善躯体和心理症状，并给予相应的灵性照护，有助于帮助患者提高生活质量。

2. 胰腺癌患者如何克服对死亡的恐惧

胰腺癌的预后差，生存时间较短，严重威胁着患者的生命。对于胰腺癌患者来说，面对死亡是非常令人沮丧的，这就需要在医护人员和家人的帮助下，尽可能改善患者的躯体和精神症状，维持较好的生活质量，力争实现优逝。因此，患者及其家人接受辞世教育是非常必要的。辞世教育的内容包括：

（1）对死亡由恐惧、焦虑、逃避等消极的态度转化为自然接受及正向接受。临终不是毫无价值地等待死亡，而是要提高临终阶段的生活质量和追求死亡过程的健康状态。

（2）实行安宁疗护，帮助患者提高生活质量，帮助其积极面对死亡，追求安详死亡，提高求生的能力，同时也要帮助患者提高坦然面对死亡的能力。

（3）直面死亡，善待死亡。认识到死亡是生命的一个自然阶段，人都是“向死而生”的，死亡本身并不痛苦，疾病的折磨和心理压力才是痛苦的，只有坦然面对，才能有效地摆脱面对死亡的恐惧。

3. 如何识别和处理胰腺癌患者的焦虑、抑郁情绪

焦虑是对应激（如得知癌症诊断）的一种正常反应，面对威胁生命的疾病，不安、恐惧、担心实际上是焦虑情绪的表现。在焦虑情绪下，可能出现食欲缺乏、睡眠困难、注意力难以集中等。几乎没有疾病能比癌症引起的焦虑更严重。因为焦虑是一种主观现象，所以要重视自己的不安、恐惧和担心，并及时进行调整。焦虑分为心理症状及躯体症状。心理症状包括紧张、绝望、担忧、易怒和恐惧等。常出现入睡困难，食欲下降，感到难以承受的无助和无望，可能突然哭泣或突然发脾气，无法摆脱忧虑。有时患者会有濒死感，十分痛苦，甚至有自杀的念头。躯体症状包括心悸或心动过速、憋气、咽部不适、肢体麻木、大汗、头晕、震颤、易疲劳，可以伴随食欲减退、恶心和腹泻等。

抑郁的核心症状以情绪低落、兴趣缺乏、乐趣丧失为主。表现为：心情沉重、压抑，总感到伤心，时常落泪，对什么都没有兴趣，对原来感兴趣的事情也没有了兴致，对什么事也高兴不起来。意志方面的症状有：感到精力不足，不想动，

活动减少，没有什么欲望。认知方面的症状包括：注意力不能集中，记忆力下降，做事犹豫不决，有自杀观念等。躯体方面的症状包括：睡眠障碍，消化功能紊乱，食欲紊乱，周身不适，疲劳，性功能障碍，体重下降等。

如果患者出现上述症状，应及时到精神心理科门诊进行评估和诊治，一般包括药物治疗和非药物治疗。药物治疗包括苯二氮䓬类药物、抗抑郁药及新型抗精神病药等，具有改善焦虑、抑郁的作用，但这些药物需要由精神科医生开具处方并在医生的指导下调整剂量，患者不能随意增减药量。非药物治疗包括心理治疗、生物反馈治疗、冥想放松训练等。

4. 如何对患者进行心理支持

（1）寻求支持与帮助："人"字是由相互支撑的两个笔画而组成，每个人都需要他人的支持和帮助，同时也会去帮助别人，主动寻求帮助和支持可以使患者获得强大的心理康复的资源。

（2）顺其自然，为所当为：面对威胁生命的疾病时，患者需要一个心理疗伤的过程。学着忘记患癌，变得行动自然时，内心就会获得平静。因此要顺其自然，当患者开始关注当下所发生的事情，积极解决现有的问题时，恐惧和担忧也就被分散了。

（3）转移注意力：患癌后，患者会不自觉地把注意力放到所有和癌症有关的事情上，会过度关注自己的身体状况，因此要让患者学会转移注意力，关注生活质量，关注能让自己感到快乐的事情，用充实的活动安排好时间，从忧虑、担心、恐惧中解脱出来。

（4）接受辞世教育：人都是"向死而生"的，死亡是生命的终极，人们都无法避免死亡，胰腺癌患者及家人接受辞世教育是必要的。认识到死亡是生命的一个自然阶段，但在有限的生命过程中，让患者可以计划和安排未尽之事，可以有意义地过好当下的每一天，帮助患者提高坦然面对死亡的能力。

（5）专业的心理治疗：包括支持性心理治疗、意义中心疗法、癌症管理与生命意义治疗、生命回顾治疗、尊严疗法等。心理治疗师会根据患者的具体情况运用不同的心理治疗技术。因此，如果患者存在精神或心理问题，应及时到精神心理科门诊进行评估，并由专业的心理治疗师给予心理干预，帮助患者减轻心理痛苦。

（吕昂　方玉　李梓萌　杨勇）

患者篇

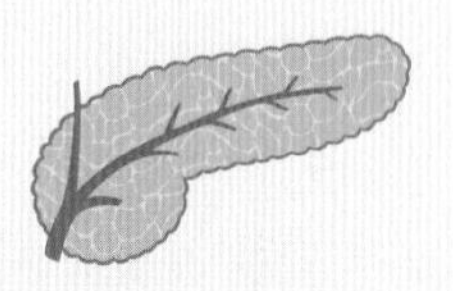

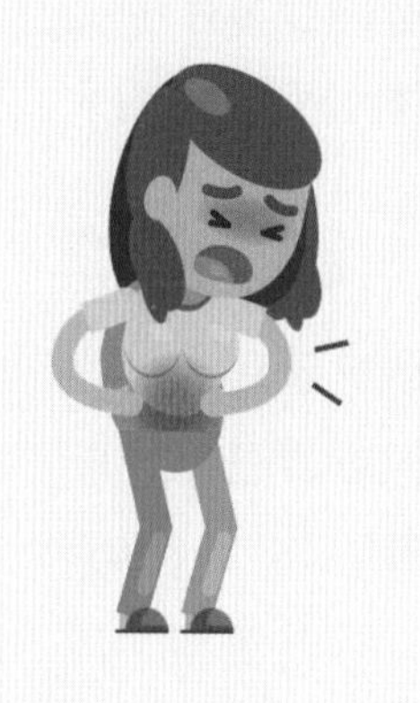

八、如何正确而高效地看病

在“疾病篇”中，我们从疾病的角度出发，系统介绍了有关胰腺癌的症状、体征、诊断、分期、治疗等各种各样的知识。在“患者篇”，我们会从患方的角度出发，介绍一些更具体更实用的注意事项或小窍门，从而帮助胰腺癌患者和家属在整个诊疗的过程中少走弯路，也能更顺畅地与医方配合，共同面对疾病。

经常有人说，“看病是一门学问”。这句戏谑的话既反映了就医过程中由于信息不对称或不熟悉流程，患者及家属感到的迷惑或苦恼，也从一个侧面说明了看病确实需要掌握一些方式方法和技巧，这样才可以事半功倍。这一部分我们就主要介绍在发现疾病后，应该如何正确而高效地看病。

1. 怀疑胰腺癌时看病应如何选择医院

看病时患者面临的第一个选择就是如何选择医院。胰腺癌大多起病比较隐匿，初始表现多种多样，如黄疸、腹痛、腹胀、消瘦等，且通常不具备特异性。因此大多数患者最初往往是在家附近的医院就诊，且意识不到是胰腺癌这么严重的疾病。但是，在完成了初始检查后，疾病的严重性浮出水面，这时就面临着去什么样的医院进一步诊治的问题。

我们国家采取的是分级诊疗制度，即按照疾病的轻、重、缓、急及治疗的难易程度进行分级，不同级别的医疗机构承担不同疾病的治疗，常见病、多发病在基层医疗治疗，疑难病、危重病在大医院治疗。胰腺癌是一种诊断、分期、治疗都很复杂，且整体治疗效果欠佳的疾病。该病对一家医院相关科室的整体水平要求很高。因此，如果初步检查结果怀疑胰腺癌可能，建议选择整体水平较高的大型三甲医院来进行进一步的诊断及治疗。

其中，大型肿瘤专科医院往往在肿瘤方面专业设置更加全面、细致，肝胆胰肿瘤外科、消化肿瘤内科、放疗科、介入科等比较齐全，影像科、病理科、超声科等也因为接触肿瘤患者更多，在诊断方面经验可能更加丰富，这就具备了以胰腺癌为中心，成立高水平 MDT 的条件。这些都是大型肿瘤专科医院具有的优势。但是，肿瘤专科医院往往在其他综合学科（如呼吸内科、心内科、内分泌科、风湿免疫科等）建设方面较弱，对于肿瘤合并其他系统复杂疾病的患者，有时难以进行最佳处理，这时综合三甲医院的优势就显现出来了。

2. 首先应挂什么科室的号

在讲述 MDT 有关知识时，我们得知，胰腺癌往往需要多学科综合治疗，那么，在最初怀疑胰腺癌后，患者首先应该去什么科室看病呢？答案是肝胆胰外科。当然，不同医院的具体科室设置可能有所不同，比如肝胆胰外科、胰胃外科、普外科等。

因为通过前面的部分我们已经了解到，根治性手术目前仍是唯一有可能达到临床治愈的治疗手段。胰腺癌患者人群的划分也是分为“可切除胰腺癌”“临界可切除胰腺癌”“局部进展期胰腺癌”和“转移性胰腺癌”。因此，当临床怀疑胰腺癌时，第一步最重要的就是要明确诊断，诊断明确后最重要的就是明确分期，即判断是否还具备根治性手术机会。而这是由外科医生完成的。

分期检查完善后，若外科医生判断因为肿瘤因素或身体因素不适合手术，会推荐患者赴消化肿瘤内科或放疗科等相应科室就诊。

3. 应如何选择专家和医疗团队

术业有专攻。在任何领域，都有深耕于此的知名专家及团队，胰腺癌也不例外。患方可以通过医院官方网站介绍、百度等搜索引擎、“好大夫在线”App 等途径，通过互联网平台搜索该领域的专家，查看其履历和介绍，了解其擅长的专业范畴等。有时也可以通过阅读专家所著的书籍、发表的论文，及观看专家的授课或采访视频、电视节目等对其有进一步的了解。还有时可通过微信患者群或熟人介绍等方式，了解哪些专家更擅长这一领域。

但是在这方面，也确实存在信息不对称的情况。比如某一位专家的手术技术能力、处理复杂及疑难情况的能力、处理围手术期并发症的能力、对多线化疗的整体把控能力等这些纯关于临床，却又十分重要的信息，往往患者及家属是无从了解，也没有途径了解的。

因此，患方在综合各方面信息后，可以选择自己认可的专家或认可的医院，携带资料前去就诊，通过问诊过程也能对该专家及医疗团队有所了解。当情况比较复杂时，有的医生可能会推荐自己认可的更擅长的专家，这种同行内推荐因为业内彼此比较熟悉，通常也比较靠谱。

4. 挂不上知名专家号怎么办

非急诊就医采取预约挂号、分时段就诊是一个大趋势，这样的举措有利于分散人流，减少等待时间，增进就医体验。曾经凌晨5点钟就在医院门口排长队只为抢一个号的现象已经越来越少见了。但是，好医院的某领域知名专家属于稀缺资源，无论采取什么形式，号源都非常紧张，往往预约不上或需等待很久。这时应该怎么办呢？这里教给大家一个技巧。

诚然，知名专家是该领域的权威，经验最丰富，有时别人看不了的疑难病例只有他能解决，所有人看病也都希望得到最权威专家的意见和建议。但是，再有名的专家也不是孤军奋战的，他会有所在的科室和背后的医生团队。好医院好科室医生的团队成员虽然也许不那么有名，但往往也都是名校毕业的高材生，且作为同一个科室的同事，天天一起查房、手术、讨论病例，因此治疗理念往往相近，也具备了相当的水平和经验。所以，当患者选中一家医院的某位知名专家，又挂不上号的时候，最好的办法就是先挂与他同科室的青年医生（副主任医师或主治医师）的号。尤其是首次就诊，往往资料尚不齐全，还需完善一些检查项目，就更没必要非挂知名专家的号不可，完全可以先挂青年医生的号，完善各项检查，等检查全部齐全后再听知名专家的意见。

第二个技巧是，大多数医院门诊都有“诊间预约”功能，医生可以在门诊通过该系统帮患者预约自己或其他医生未来时间段的号源。因此，患者首次就诊可以先挂同科室青年医生的号，听取建议，完善检查，如果情况复杂，可以请他帮忙通过“诊间预约”的功能预约知名专家未来某一天的号源。这样不仅可以按预约时间见到知名专家，还大大避免了因为检查不齐全而浪费宝贵时间和就诊机会的情况发生。

5. 看病应该“货比三家”还是“从一而终”

买东西时人们都说“货比三家”，看病不是买东西，那我们到底应该多方咨询、听取意见，还是选定一家医院后“从一而终”呢？这个问题应该分两个阶段来回答。

第一阶段，问询阶段。这一阶段我们建议可以“货比三家”。这时疾病诊断尚不明确，或已经确诊，但需要确定最佳治疗方案。在这个阶段，我们建议可以通过收集信息、查找资料，选定2~3家在该领域名声较好、口碑较佳的医疗团队，携全部资料去分别咨询、听取意见。若几家医院对疾病的诊断和治疗意见都很一致，那么说明这很可能是当前的最佳方案，这时选定最信任的医疗团队开始治疗即可。若两位专家的意见相左，可以再咨询第三家、第四家，最后综合各医疗团队的意见和方案进行比较，再拿主意。

第二阶段，治疗阶段。经过前期的咨询比较，当患者最终选定了一个最信任的医疗团队，并决定在这里开始治疗后，我们就强烈建议“从一而终”。因为一方面，这是患者自己经过谨慎分析比较后选择的结果，值得信任；另一方面，面对相同的病情，不同的医疗团队在理念、做法、习惯等方面势必会有所不同。如果这时还瞻前顾后，举棋不定，反而会对医疗团队形成干扰，从而影响自身治疗效果。

6. 看病前需要做哪些准备

我们在门诊经常会碰到一种情况，就是患者好不容易预约到了号，也等了很久，终于来到诊室见到医生了，结果一看，该带的资料没带齐，或者带错了。这样会造成医生要么没法开具单子，要么没法清晰判断病情，要么有些检查还得重新做，既耽误时间又浪费钱。因此，就诊前的准备工作十分重要，只有做好诊前准备才能高效率解决问题。那么患者看病时需要做的准备有哪些呢?

（1）证件：包含身份证，社会保障卡，残疾人证等。随着中国电子化病历的大范围普及，身份证已经成为医院就诊的身份标识，如同乘坐火车飞机一样，没有身份证很多情况下会对就诊造成阻碍；社会保障卡，也就是我们通俗讲的社保卡，就诊时不携带则无法享受医疗保险的费用报销及免除等医疗保障政策。残疾人康复服务“十三五”实施方案中明确表示，要完善多层次的残疾人康复保障政策，具体重度残疾人和享受残疾人基本生活保障工程的困难残疾人参加新型农村合作医疗，其个人出资部分由政府出资，城镇低保、处于低保边缘的残疾人参加城镇居民医疗保险，其个人出资部分由政府出资。更多残疾人证相关优惠政策，可以咨询当地的残联。

这里尤其需要注意的是，无论患者本人是否来到诊室，哪怕患者未到家属携资料前来问诊，也必须携带患者本人的身份证件，而不可以仅携带家属的证件。因为实名制就诊是国家规定，只有用患者本人的证件挂号就诊，医生才可以真实详细地在电子病历上记录病情，并且开具检查申请单住院单等。

（2）既往资料：如果在看病前曾就诊于外院，那么需要携带曾经就诊的门诊病历本、曾做过的抽血化验报告、曾做过的超声检查报告、曾拍过的 CT 及 MRI 胶片及报告等；如果曾于外院住院，那么曾经的住院病历复印件，尤其手术记录、术后病理报告、诊断证明等重要资料，要尽量全部携带齐全。既往就诊的资料越齐备，越能帮助医生了解病情，并减少非必要的检查步骤，节省患者检查费用等，也可以让患者更快得到明确诊断，缩短等待诊断及治疗的时间，在疾病更早阶段获得治疗。

这里尤其需要注意的是，有些患者及家属认为仅携带 CT 及 MRI 的报告就行了，却没有携带原始胶片，这是不够的。因为胰腺癌是否可切除主要取决于和周边重要血管的关系，而这有时就取决于几毫米之间，需要外科医生自己非常仔细地阅片才可确定，仅凭一张报告单是远远不够的。

（3）对患者很了解的、能做决定的家属：在门诊还经常碰到一种情况，就是患者因各种原因无法来到诊室，前来替问诊的人并非患者的直系亲属，可能只是帮朋友问诊，对患者的情况很不了解。这样医生在询问患者目前有什么不舒服，做过哪些治疗，有哪些既往合并症（比如高血压、糖尿病、冠心病、脑血管病等），以前是否做过什么手术时，这位朋友因为不了解什么也回答不上来，这样会导致医生对患者的情况了解不全面，无法很好地判断病情及制订下一步治疗计划。

此外，有时医生在充分了解病情后，会提出几种可选治疗方案，这些方案各有利弊，需要向家属充分交代，由患者及家属全家商议后决定。此时如果问诊人并非直系亲属，与患者关系比较远，无法做如此重要的决定，那么这种沟通就是无效的，医生仍需与能做决定的患者家属直接面谈。因此，第一次就诊时最好患者本人到场，并有至少一位对患者很了解的、能做决定的家属陪同。

7. 为何有时已有外院的检查还需在本院重做

在门诊时，经常有来自患者及家属的问题“医生，这项检查我已经在 ×× 医院做过了，为什么这次还要重新做啊？”确实，有些检查如果近期已经在外院做过了，就没有必要再重复进行了。但是有些检查，而且往往是比较关键的、对治疗决策有决定性意义的，有时确实需要再次完善。主要有以下几个原因：

（1）外院的检查质量不够高，未达到标准。这是最常见的原因。因为外院的检查片子，无法在电脑里调取，因此胶片洗出来是什么样就只能看到什么样。诸如每张图片太小、层面太厚、窗宽窗位调整得不够理想、造影剂注入后各时相选取得不理想、病灶范围没有包含完全，甚至患者将片子放在了汽车后备箱导致片子过度曝光等等各种各样的原因都可以影响阅片，从而难以做出准确判断。这时就需要在就诊医院重新检查。在本院进行的检查在电脑系统里都有存档，医生可以直接从电脑中调取，随意放大缩小调整明暗等，观察得更加清楚细致。

（2）可准确复查对比。第二个原因就是，肿瘤的诊治往往不是一锤子买卖，而是持久战。大部分患者都需要在日后反复复查、随访，评价肿瘤的变化，观察治疗的效果。而同样的检查项目只要在本院进行过一次，电脑系统里就会留有存档，日后如果再次行同样项目的检查，影像科医生就可以把该次和前次的影像学资料同时调取，并进行对比阅片，这样可以最准确地评价肿瘤的变化，为下一步的临床决策提供参考。

（3）有助于多学科会诊。第三个原因就是，有时碰到比较疑难的病例，会需要和影像科及其他科室的专家一起商议、探讨、会诊。如果是在本院进行的检查，这个过程就很方便，可能打一个电话甚至把患者 ID 号发一个微信，对方就可以从那边的电脑上调取高质量的片子，随时远程探讨。但如果是外院的片子，就必须拿着片子面对面商量，还经常因为片子质量的问题无法下结论。

综上，我们建议，决定在哪家医院踏踏实实地系统诊治，最好就在哪家医院完成各种检查，尤其是比较关键的、对治疗决策有决定性意义的检查项目。

8. 应不应该向患者透露真实病情

门诊时，我们经常会遇到家属神色紧张地嘱咐，说患者本人还不知道病情，能否帮忙先不和患者说，希望尽量瞒住患者。这是人之常情，这种诉求其实非常可以理解。但也有的患者家庭并没有刻意隐瞒，而是从一开始就坦诚地告诉患者实情，然后和患者一起面对，一起做决策。那么，到底应不应该向患者透露真实病情呢？这也是在门诊就诊时，甚至贯穿整个治疗期间的一个难题。

无论是患者或家属都应该知道，患者对于自己的病情有知情权，此权利受法律保护，医生有义务告知患者本人其疾病情况，对病情分析及诊断进行充分交代。在西方国家，绝大多数家庭的选择都是不进行刻意隐瞒，而是坦诚地告知患者本人他目前的病情，可选的方案有哪些，甚至可能的预期生命大约还有多久。他们认为这是患者本人的权利，他有权利了解自己的疾病，并决定自己接下来接受什么样的治疗。

但是，由于东西方的文化差异和传统的观念，目前在我国大部分的家属出于保护患者的目的，仍会要求医生不向患者进行病情交代。这更多是出于精神上的考虑，担心患者了解病情后，遭受严重打击，对治疗失去信心，不能鼓起勇气抗争疾病。尤其是胰腺癌这种总体预后较差的疾病，会使患者不能正确面对疾病和治疗。

这种时候，医生往往也感到为难。因为不同的患者在面对这种消息时的反应可能差别巨大，有些会理性接受面对并积极配合治疗，有些可能情绪崩溃。而医生与患者是第一次见面，对患者这个人完全不了解，对他/她的性格、想法、心理承受能力等也完全不了解。因此，绝大多数时候，医生会尊重家属的意愿，需要时暂时配合家属，暂不向患者本人很明确地告知。

但是，作为患者家属应该明白，隐瞒可能隐瞒一时，但是很难隐瞒长久。通过接触周围的环境，掌握周边的信息，很多患者都会对自己的病情或多或少有所了解。甚至我们也曾遇到过其实患者本人早已对病情知晓，但家属并不知道还在刻意隐瞒的情况，这就没有必要了。随着时代的进步和观念的更新，有时患者的心理承受能力和坚强程度超出预期。因此，从长远看，还是应该在合适的时机，掌握合适的方式方法，让患者自身能正视病情，坦诚面对，这需要家属与医生共同合作，尽力做到尊重患者知情权的同时深切关怀患者，让患者获得最大生存期的同时照顾患者的精神世界。

（吕昂　薛国强）

九、手术前后在家时应该怎么做

（一）等待通知住院手术期间应做哪些准备工作

当门诊看病的过程结束，明确了诊断，选定了医院，考虑肿瘤仍适合根治性手术，并且充分了解了手术利弊，确定打算要手术后，医生会开具住院单，等待病房的住院总医师通知住院。往往大医院的床位也很紧张，当天住院的可能几乎没有，因此需要等待通知方可住院。根据不同医院不同时间的床位安排，等待期可长可短。在这段时间，其实也有很多准备工作可以进行。

1. 为什么提前办理好医保很重要

最重要的恐怕就是确认好患者的医保已办理妥善。恶性肿瘤的治疗花费对任何家庭来说都是沉重的负担，而目前我国的医保覆盖率已超过95%，绝大多数患者都可以被纳入不同种类的医保中，比如城镇职工医保、城乡居民医保、新型农村合作医疗等。如果在本地就诊，情况相对简单，但胰腺癌病情复杂，如果本地医疗条件有限，很多患者都面临异地就诊的问题。

根据我国的新医保政策，医保已可以全国通用，跨省异地就医患者在所有定点医院住院可直接实时结算。这一惠民政策大大方便了异地就医的患者，但是应注意其流程：先备案、选定点、持卡就医。因此，在住院前务必要确认好是否已根据当地医保局要求成功备案异地就医，拟住院的医院是否在定点医院名录中。若提前办理就绪，住院后的花费办理出院时即可以凭医保卡实时结算，不仅节省了花费也大大节省了精力。

2. 门诊开具的检查可以住院后再做吗

通常医生在门诊时会给拟手术的患者开具一些检查，这些检查有些是为了更好地评价肿瘤，有些是为了评价心肺功能，有些是针对患者既往的基础病明确是否影响手术，还需要做哪些处理。经常有患者会问道，这些门诊的检查能否等到住院后再做呢？其实这个要求非常可以理解。一方面绝大多数外地的患者只有住院后才可以报销，在门诊的花费是不能报销的；另一方面早住院早踏实，住在医院里也不用每天来回跑了。

但是，好的三甲医院的热门科室属于稀缺资源，每天都有很多来自全国各地的患者前来就诊咨询，因此床位往往十分紧张。有限的床位只能尽可能留给那些最需要的患者，如果人人都收入院慢慢完善检查慢慢评估，那些已经完善了各项检查，焦急等待住院手术的患者就没有床位了。这样算下来，一年会有很多患者失去及时手术的机会，也就是床位的使用效率较低，没有物尽其用。因此，甚至有的热门科室会不得不要求，只有在门诊将全部检查查齐，并且符合要求后，才能收入院。

虽然医生也很希望患者可以多报销、少折腾，但有时受于医疗条件和床位的限制，而无法满足每位患者的要求。所以我们应该相互理解，尽量克服困难。在门诊开具的检查单，按预约时间尽快完善，同时等候住院通知。还没通知住院时，就尽快先完善各项检查，这样就缩短了住院后的术前等候时间，可以尽快手术。如果还没检查完毕就已经通知住院，那么余下的检查改在住院后完成即可。

3. 为什么要锻炼心肺功能

胰腺癌的手术属于大手术，需要全身麻醉、气管插管，有可能术中出血较多，也可能涉及输血、补液、术后进入 ICU 等诸多问题。因此，胰腺癌手术对患者的心肺功能要求也比较高。术前良好的心肺功能可以减少术后并发症，改善术后生活质量。

很多人认为心肺功能是长期形成的，无法改变，从而忽视术前心肺功能的锻炼。其实不然。有效的心肺功能锻炼哪怕只一两周时间，也可能使心肺功能得到较为明显的改善，为手术的成功添砖加瓦。患者可以通过以下几种方式锻炼：

（1）爬楼梯锻炼：每天有意识地步行上下楼梯，以在患者能耐受的前提下尽可能稍快为准，每次至少爬 4 层楼，中间尽量不要间断，每天练习 2~3 次。

（2）深呼吸锻炼：身体放松（可直立可坐位），经鼻腔快速深深吸一口气，将气吸满，再缩唇后经口缓缓呼出，连做 5 次后正常呼吸 5 次，再重复该动作，连续重复 3 组。每天练习 3 次。

（3）吹气球锻炼：取气球，用口唇包裹气球口，深吸一大口气，再屏气后缓慢将气体吹入气球中，将其吹鼓。每次 10~15 分钟，每天练习 2~3 次。

需强调的是，对于心肺功能严重障碍者，不恰当的锻炼可能会诱发患者心绞痛、心肌梗死等危险。因此，锻炼时需有家人陪伴，且根据个体化差异，循序渐进，逐渐加强锻炼力度。当出现不适时需及时就医。

4. 有没有需要停的药，停药时间够吗

有些患者因为既往的其他疾病，有一些正在使用的药物。如高血压患者口服降压药，糖尿病患者口服降糖药或注射胰岛素，乙肝患者口服抗病毒药等。绝大多数药物在此期间仍应继续使用，以保证伴随疾病的平稳。但有些药物会对手术安全造成影响，需提前停药。

有些患者既往患有冠心病、脑血栓，有些还曾行冠脉支架或脑血管支架置入，需口服阿司匹林或氯吡格雷。这两种药物是抗血小板聚集的药物，能预防血栓的再次形成。但是它们也有导致出血或出血难以自凝的风险。出血是外科手术比较危险的并发症，无论是术中出血还是术后出血都有可能威胁患者生命。因此，目前建议大手术前至少停用阿司匹林或氯吡格雷一周时间。如果仍有抗凝需求，应桥接替换为对手术影响较小的低分子肝素。

因此，患者目前正在用哪些药物需要与医生充分说明，并与医生充分沟通，确认目前用药哪些可以继续服用，哪些可能影响手术需要停药，需要停多久。否则即使通知入院手术，也会因为没有停药或停药时间不够而影响手术安排。

5. 为何需要控制血压及血糖平稳

高血压和糖尿病恐怕是最常见的慢性病了，在胰腺癌患者中也有不少人有相关病史。它们虽然不是手术的禁忌证，但如果血压或血糖过高或过于不稳定，也会极大地影响手术安全，甚至麻醉医师有权利因此而拒绝麻醉，停止手术，等血压或血糖控制稳定后再行手术。因此，术前将血压及血糖控制得尽量平稳十分重要。

我们建议高血压或糖尿病患者这段时间家里要常备血压计或血糖仪，先按平时规律用药，但每日需规律监测数值，并在小本上写好日期，做好记录。若监测发现控制得不理想，应该及时赴心内科或内分泌科就诊，让相关专科医生协助通过调整药物或调整剂量等方式加强控制，以确保术前血压血糖的平稳，减少对手术及围手术期安全性的影响。

6. 术前穿刺外引流的胆汁全部倒掉吗

在上文中我们曾提到，有些胰头癌的患者伴有梗阻性黄疸，若黄疸程度较重，需在术前先行胆道外引流或内引流，待黄疸消退，胆红素及转氨酶明显下降后再行手术。这其中又以经皮经肝胆管穿刺外引流（PTCD）最为常见。这类患者的胆道引流管会连接一个无菌引流袋，每日有胆汁通过引流管引流至引流袋中。那么这些胆汁应该如何处理呢？全部倒掉吗？

我们主张，将白天引流的胆汁过滤后饮用，过夜的胆汁倒掉。其原因在于，胆汁里除了水，还含有胆汁酸，以及钠、钾、钙等离子，胆汁除了将某些代谢产物从肝脏排出，还可作为消化液参与脂肪在肠道的消化和吸收。而梗阻性黄疸的患者每日引流的胆汁往往可达数百毫升，若全部倒掉，患者损失的胆汁量较大，可能出现消化不良等情况，不利于营养的改善。因此，将白天的胆汁饮用，有助于改善食欲，促进营养物质的消化吸收。但是应该注意每日更换引流袋，且过夜的胆汁尽量不要饮用，避免饮用不新鲜的胆汁导致腹泻等。

7. 如何改善营养状态

我们在上文已经详细讲述过营养支持的问题，术前营养状态对术后恢复、手术安全性、围手术期并发症有很大的影响。那么在等待手术的期间，具体应该如何做呢？

首先，患者应该对自己的身体情况有一个大致判断。比如这几个月是否体重减轻了、食欲及饭量较前是否下降、上下楼梯及散步活动是否更加容易累等。我们确实见过各方面没有受到丝毫影响的患者，但如果存在上述情况，则更可能存在营养不良的情况。

其次，在门诊时，可以主动配合医生，使用一些量表工具进行营养风险筛查，并评估营养状态。若患者自身感觉良好，营养风险筛查结果亦提示无需营养支持，那么就按目前的生活节奏，注意规律膳食，营养均衡即可。如果患者自己明显感觉到上述情况，营养风险筛查也提示具有营养支持的适应证，那么就应该在日常饮食的基础上，每日饮用足量营养搭配均衡的肠内营养液，来改善营养状态。如果患者因为消化道梗阻、出血或严重食欲缺乏等原因自主进食已经受到了明显影响，那么还应该及时留置 CVC 或 PICC 静脉导管，每日输注足量的营养液，以保证营养供给。

（二）术后出院后还需要做什么

胰腺癌的手术有三关要闯。第一关是手术关，也就是能否顺利安全地下手术台；第二关是术后恢复关，也就是能否安全经受术后并发症的考验，顺利出院；第三关才是长期生存关，也就是后续的辅助治疗、定期随访等。只有前两关顺利闯过去，才能谈得上第三关。

术后在住院期间，会有医生和护士的看护和专业指导，教会患者及家属如何观察心电监护、如何记尿量、如何拍背咳痰、如何下地活动、如何护理引流管等，因此虽然工作比较繁杂，但由于在病房有医生和护士在，心里比较有底。当医院通知可以出院了，那么往往是患者已经具备了基本的进食、排尿排便及日常生活自理能力，并且院方认为术后并发症基本度过、已经比较安全了，接下来可以回家继续康复休养了。

可以说出院回家后是一个过渡时期，这个时期十分重要，却很容易被忽略。如果继续恢复得很好，就给接下来的后续治疗和复查创造了有利的条件。但是，很多患者刚出院时状态很好，回到家后却因为后续工作做得不到位，身体日渐虚弱，甚至还有因重度营养不良威胁生命的惨痛教训，令人扼腕。因此，我们有必要系统介绍一下出院后还需要做哪些事情。

1. 为什么会带引流管出院

有些患者虽被允许出院，但引流管仍未完全拔除，对此难免会有所顾虑。那么，我们应该如何看待这个问题，具体应如何做呢？

出院时可能保留的引流管一般分 3 大类，腹腔引流管、胆道 T 管，以及经皮造瘘空肠营养管。腹腔引流管是留置在腹腔里的，目的是引流术后产生的积液。胆道 T 管是留置在胆道里的，目的是引流胆汁，减轻胰肠及胆肠吻合肠袢的压力，降低胰漏与胆漏发生率。经皮造瘘空肠营养管是留置在小肠里的，目的是术后早期不能进食时可以尽快开始肠内营养，促进患者的恢复。前者每台胰腺手术都会留置，后两者根据不同手术团队的习惯，有些团队常规留置，有些则不留置。

后两者由于直接留置在胆道或肠道里，因此术后常规不可过早拔除，需等引流管周边成熟窦道形成后再拔，否则容易导致胆汁或肠液流入腹腔。因此，这两类引流管一旦留置，往往需常规带出院，待术后至少 2 个月，往往 3 个月后再予拔除。而腹腔引流管的情况差异比较大，由于每位患者的个体差异，有些患者术后恢复得很顺利，腹腔引流管可能早期就拔除了，有些患者术后可能发生胰漏、胆漏或腹腔感染性积液等情况，这时就需要保留引流管或穿刺留置新的引流管，将积液充分引出体外，避免其在腹腔里积聚，引起发热、感染等情况。等时间足够，周边的粘连已经形成，窦道已经成熟，液体不会流到其他地方后，再予以拔除，这样会更加安全稳妥。

那么，如果遇到需携带引流管出院的情况，应如何做呢？首先，不论是哪一类引流管，既然院方允许出院，至少说明患者术后比较危险的时期已经过去了，医生对于术后恢复的安全已经有了比较强的把握和信心。因此，不必过分担心和焦虑。

其次，患者应重视出院时医生护士的嘱咐和交代，注意如下事宜：

（1）妥善固定，防止不慎拔脱，尤其注意翻身时及突然起身时，应确保不会拖拽管路。可利用皮肤固定贴或弹力胶带将引流管固定在皮肤上，并标记引流管外露的长度，以便及时发现有无脱出。如果引流管意外拔脱，应立即平躺半小时以上，并联系医院，询问是否需病情稳定后去医院就诊。

（2）如果引流管未主动夹闭，则应保持引流通畅。有时胆道 T 管或空肠造瘘管在出院时就已完成其历史使命，医生会主动将其夹闭，待时间足够后拔除。但如若不是这种情况，则需注意保持引流管通畅，达到充分引流的目的。不管是躺在床上还是下床活动，都要注意避免引流管受压、曲折，间断地挤压引流管，防止其堵塞。如果管有阻塞，家人可以自行疏通，方法为负压抽吸法：拆开固定的胶带，左右固定住管道根部，右手拇指食指捏住管道靠近根部的地方并夹闭管道，然后保持压力一直向下捋到接头处；另一方法为正压冲击法：夹闭管道的远端，在近段迅速大范围挤压管道，会产生正压把管道冲通。

（3）观察引流液的性状，每天及时倾倒引流液并记录流量，定期与医院沟通，必要时带着引流记录表去医院复诊。如发现引流液突然增多、色泽变红或突然减少，或有粪臭味等时，应及时就医。

（4）可每周在住所附近卫生机构换药 1~2 次，以消毒液擦拭引流管口处的皮肤，观察伤口有无渗出。如果渗血颜色较鲜或范围较大，或病人有不适感，应尽快就医确认。

（5）病人要穿着宽松柔软的衣物，洗澡时用塑料保鲜膜覆盖引流管口处，尽量采用擦浴；而且要避免提取重物或过度活动等。

需要注意的是，拔除引流管的时机应由医生根据每位患者的情况来判定，不可自行在家拔管。

2. 有哪些重要的出院带药

出院带药是医生根据患者的病情开具的需要后续继续口服或注射的药物，因此患者出院时应务必确认有无出院带药，以及使用剂量、使用时长。胰腺癌术后常见的出院带药有如下几种：

（1）胰酶补充剂。无论是胰十二指肠切除，还是胰体尾切除，都会损失一部分胰腺组织，这有可能造成胰腺的内分泌及外分泌功能不全。可通过每日监测血糖，观察血糖是否平稳，来判断内分泌功能以及是否需每日注射胰岛素（据我们的经验，除全胰切除外，大多数患者无需）。而外分泌功能仍缺乏客观准确的监测手段，排便次数、大便性状（是否水样便、蛋花便等）等可作为参考。可能很多患者存在胰腺外分泌功能不全的情况却不自知，而胰酶肠溶胶囊是很好的胰酶补充剂，跟随餐食服用，有助于消化吸收，改善排便性状，有利于身体恢复。具体剂量可以以每日排成形软便 1~2 次为准调整。如果进行的是全胰腺切除，则需要终身每日口服胰酶肠溶胶囊替代胰腺外分泌功能。

（2）抗血小板药物。胰体尾联合脾脏切除是胰腺体尾部癌患者的标准手术方式，而脾脏切除可能会引起血小板反应性升高，使得机体处于高凝的状态，容易诱发血栓。因此脾切除术后的患者需要严密监测血小板的变化，当血小板上升至 400×10^9/L 时，应及时给予抗血小板聚集药（如阿司匹林）来避免血小板增多引起的血栓形成；当血小板上升至 600×10^9/L 时，需抗凝治疗，采用低分子右旋糖酐或低分子肝素；当血小板上升至 800×10^9/L 时，必须采用低分子肝素抗凝治疗。待血小板下降至 400×10^9/L 以下时，才可停药，有些个别病例可延长治疗时间。既往有心血管疾病患者和老年患者，可考虑长期口服抗血小板聚集药以防止血栓形成。

（3）抗凝药物。胰腺癌患者血液处于高凝状态，因此是静脉血栓的好发人群。有些患者住院期间检查发现存在深静脉血栓或肌间静脉血栓，出院后可能需要后续口服一段时间的抗凝药物。尤其是因肿瘤侵犯血管，手术中使用了人工血管进行动 / 静脉重建的胰腺癌患者，人工血管重建部分血栓形成风险成倍增加，术后更需要口服抗凝药物。最常见的抗凝药物包括华法林、利伐沙班等，通常出院后需要口服半年时间。

3. 伤口仍会疼痛和麻木正常吗

无论是开腹手术还是腹腔镜手术，都具有创伤性，会引起切口周围神经、血管、肌肉等组织的损伤，神经损伤就会引起针刺样疼痛或抽痛。大部分人在出院时虽然伤口已愈合，还是会感到疼痛，通常还会伴有局部的麻木感，感觉腰不能完全直起来，会有牵拉的感觉。这是因为伤口愈合主要依靠肉芽组织增生和瘢痕形成，瘢痕在形成的过程中可能会压到原本经过的神经，不仅影响此处神经的愈合，这种卡压（神经受到周围组织的压迫）还会引起长时间的疼痛或者感觉过敏。当天气变凉，敏感的组织及神经感受到变化，就会出现疼痛不适。这种感觉都是很正常的，一般随着时间的推移，这种疼痛感会逐渐减弱直至消失。

但是，有一种情况可能会引起切口不正常的疼痛，需要警惕，就是切口感染。切口感染往往会伴有局部的红、肿、热、痛，触之疼痛明显加重，严重时甚至可能伴发热等。这种情况需打开感染的部分切口，充分引流，定期换药，方可痊愈。一般切口感染即使发生也是在术后比较早的时期，会在住院期间被发现并解决。但不排除出院较早、切口感染表现得比较晚时，出院后发现的这种个别情况，若不确定时应该及时就诊请医生确认情况。

4. 若吃饭吃不好，体重往下掉怎么办

出院后还有一个非常重要却容易被忽视的事情，就是每日的热量和水分补充是否足够，体重是否能维持稳定。

说重要，是因为每个人每天即使什么都不做，也会有基础代谢的消耗，也需要一定的热量和水分维持生命活动。正常人每天吃饭喝水自然就可以满足身体需求，但如果吃饭吃不好，每日热量水分摄取过少，可能一两天内没有特别的感觉，但时间一长，体重就会难以维持，患者也会有无力、没精神、容易疲惫等营养不良的表现。说容易被忽略，是因为每天量一下体重虽然很简单也很重要，却很少有患者有这样的习惯，往往等到身体亏欠太多、已经重度营养不良了才察觉。因此，出院后应该格外重视吃饭和体重问题。

现状是，各大医院的床位都十分紧张，如果等待每位患者进食情况都 100% 恢复再出院，势必术后住院时间会很长（有时需 1~2 个月甚至更久），这样会大大影响床位周转，导致很多本可以接受手术的患者因没有床位而无法如期手术。因此，比较可行的办法是，如果院方认为各方面已达到出院标准，但患者因各种原

因每日的进食进水量还不足以满足身体需求，体重难以维持，患者出院后可先在床位不那么紧张的低级别医院过渡，每日通过适当输液弥补进食水量的不足，同时慢慢逐步增加自主进食水，配合营养搭配均衡的肠内营养液，直到吃饭达标后再彻底回家。在手术医院和完全在家之间增加这样一个过渡期，对于那些接受了大手术的患者来说，可以提供一个缓冲，帮助他们有更长的时间术后慢慢恢复饮食，从而避免重度营养不良的发生。

5. 什么情况需要及时联系医生或及时就诊

所有人都希望出院后顺顺利利，恢复好后按计划复查及后续治疗。但是有时病情可能发生变化，这时就需要及时就诊，确认情况，避免更严重的情况发生。如果住所与手术医院在同一座城市，应尽量回手术医院就诊；如果手术医院为肿瘤专科医院，往往不设置急诊科，这时可先在附近大医院急诊科就诊，并联系手术医院，待工作时间赴该医院就诊。如果不在同一座城市，则应前往住所附近大医院就诊。通常在遇到以下情况时，应该考虑及时联系医生或及时就诊。

（1）出血：出血往往代表很严重的情况，若出血量大或出血迅速可能直接威胁生命。因此无论是引流管内引流液性状变为鲜血、引流管周边不断渗出颜色较鲜的血、呕吐出鲜血，还是大便颜色呈柏油样的黑便等，均不要犹豫，需第一时间前往医院就诊。有时还需要立即实施止血抗休克甚至介入手术等抢救措施。出血既有可能是胰漏引发的延迟出血，也可能和抗凝或抗血小板药物使用有关，也可能是其他情况，这需要在医院行相关检查后综合判断并进行相应处置。

（2）发热：发热也是不容忽视的表现。虽然也有可能是感冒等其他原因引起，但毕竟处于手术恢复期，首先应考虑并排除是否和手术相关。因此当患者出现发热时，建议测量并记录体温，留意是否伴有其他不适（如腹痛、畏寒、寒战等），并及时赴医院就诊。建议完善的检查包括血常规、生化、降钙素原等抽血化验，并建议完善腹盆腔增强 CT 或至少腹盆腔超声检查。术后发热最应该关注的是血象及降钙素原是否升高，及是否存在腹盆腔或胸腔积液。前者升高代表存在细菌性炎症，需要抗感染治疗，后者若存在往往是导致感染的原因，需进行积液穿刺引流。若患者手术包括胆肠吻合，则还存在反流性胆管炎的可能，这种发热往往伴有寒战或畏寒，这时除了抗感染治疗外，还需先禁食水一段时间，待体温恢复正常病情平稳后再从流食开始逐渐恢复饮食。

（3）持续腹痛：腹痛的性质及原因多种多样，既可能由肠粘连、肠痉挛、胃肠炎等引起，通常不会引起太严重后果；也可能是肠梗阻、胆囊炎、胰腺炎等原因，需要积极治疗处理；最严重的还可能是腹腔出血、腹腔脓肿等原因，需要即刻处理，否则可能威胁生命。因此，患者可根据自己的感觉和判断，若是偶尔出现的程度不严重的腹痛，或很快可自行缓解，不伴有其他不适，通常可以再观察。但是若出现较剧烈的或持续不缓解的腹痛，或伴随发热、停止排气排便、心慌等，建议及时就医，明确原因，积极治疗。

（4）反复呕吐：偶尔一次呕吐可能是因为吃东西有些急，或一次吃得有些多，这时如果没有别的不舒服可以再观察观察。但是若反复呕吐，就需要赴医院就诊了。此时就诊需解决两个问题，一个是需要明确呕吐原因，可通过拍摄腹平片，必要时上消化道碘剂造影等方式明确是否有胃潴留、是否有胃排空障碍或消化道梗阻等情况。另一个就是当反复呕吐时就需要先禁食水了，不吃不喝的话人体需要的热量和水分无法摄取，这时需要每日通过输液补充，直至问题解决，恢复饮食。

（5）停止排气排便：偶尔一天无排气排便若不伴有其他不适可暂观察，但长时间停止排气排便是典型的肠梗阻的表现，这时应留意是否伴有呕吐、腹胀、腹痛等表现。若 2 天以上停止排气排便就应该及时就诊，通过拍摄立位腹平片等方法明确是否存在肠梗阻，并进行相应处理。

（6）身体虚弱：身体虚弱往往是长时间热量及水分摄取不足导致的，这时应及时就诊，并通过抽血化验判断是否存在低白蛋白血症、电解质紊乱等情况，并通过输液进行调整、改善。

6. 怎样和医生取得联系

我相信每位患者出院后都希望留存主管医师的手机号，有任何不舒服的地方，都可以 24 小时联系主诊医师并咨询。但这是不现实的，对于患者来说，主诊医师是唯一的，但是每一位医生都有很多很多患者，如果每一位患者都留存手机号的话，那么可能每天 24 小时无时无刻都会有电话了，医生的生活和家庭可能会受到很大影响。因此，医患双方应该相互理解，尽可能站在对方的立场考虑，采取可持续的方式保持联系。通常有如下方式和医生联系。

（1）门诊：医生通常非常忙碌，其他时间经常会有手术、查房、开会等事情，但每位医生的门诊时间都是固定的，门诊时间如非极特殊原因一定会出现在诊室，因此门诊是最可靠固定的可以见到医生的方式。

这里有一个技巧，就是大部分医院的医嘱系统里，都可以在出院时帮患者预约某位医生的门诊时间。因此，建议在出院时就和医生商议，根据何时第一次复诊、是否需辅助治疗等，请医生把出院后第一次门诊的时间预约好，这样就可以确保在那一天见到主诊医生了。还有一个技巧是，大部分医院的门诊系统里都有“诊间预约”功能，因此每次看完门诊都可以请医生根据病情把下次门诊的时间预约好，依此类推。这样看病复查就没有那么复杂了，可以省心省力很多。

（2）工作微信或网上诊室：有的医生有专门的工作微信，有的医生在在线平台上开通了网上诊室，这些都是为了在力所能及的前提下更好地与患者保持交流和沟通，帮助患者解决问题。因此，出院时可以询问主诊医生是否有这样的联络平台，如果有的话，就又多了一种联络渠道。但是还是那句话，医生大多非常忙碌，精力也有限，有时手术一上就是一整天，因此留言或咨询等不能保证每次都及时回复，但他们会在力所能及的情况下尽量解答。

（3）科室电话：上述两种方式分别是线下和线上可以和主诊医师取得联系的方式，但是，如果遇到特殊情况或紧急情况，急需咨询时怎么办呢？打科室电话。在患者出院前护士通常会对患者及家属做出院宣教，里面一定会留下患者所住科室的医生办公室及护士站的电话。科室里，24 小时都一定会有值班医师和值班护士，因此科室电话是 24 小时有人接听的。接听电话的医生不一定是患者的主诊医师，但一定是同科室的同事。所以如果碰到紧急的、拿不准的情况，可以拨打科室电话，咨询值班医师有何建议，以解燃眉之急。

（吕昂　贾维维）

十、放化疗期间应该怎么做

化疗及放疗是肿瘤治疗的重要手段，它们的原理、具体方法及疗效等在“疾病篇”也已经系统阐述过了，正确合理地应用它们会对延长患者生存、改善患者症状起到很积极的作用。但我们都知道，任何治疗方法都是双刃剑，在产生疗效的同时也会多多少少产生不良反应，放化疗也不例外。这一部分我们就从患者的角度出发，教给大家在放化疗期间可能出现哪些不良反应，如何应对它们，以及有哪些注意事项值得关注。

（一）如何应对放化疗不良反应

不良反应，是指与所施行的医学治疗或程序有时间相关性的任何不利或者非预期的体征（包括异常的实验室检查发现）、症状、疾病，不论是否认为与医学治疗或者处理相关。无论是化疗还是放疗，在治疗过程中的不良反应管理都是很重要的内容。只有尽可能处理好不良反应，才能让患者对治疗更加耐受，生活质量更高，从而按计划如期地完成治疗，避免治疗中断、甚至威胁生命的情况发生。这一方面需要医生的精细管理，细致观察和调整，另一方面也需要患者和家属对自身情况的了解和积极配合。

1. 什么是CTCAE

CTCAE，是“common terminology criteria adverse events”的缩写，也就是常见不良事件评价标准。目前最常用的是发布于2017年的CTCAE 5.0版，基于以下准则，里面将每个不良事件的严重程度做了特定的临床描述。

一级：轻度。无症状或轻微；仅为临床或诊断所见；无需治疗。

二级：中度。需要较小、局部或非侵入性治疗；与年龄相当的工具性日常生活（如做饭、购买衣物、使用电话、理财等）活动受限。

三级：严重或者具重要医学意义，但不会立即危及生命。导致住院或者延长住院时间；致残；自理性日常生活（如洗澡、穿脱衣、吃饭、盥洗、服药等）活动受限。

四级：危及生命，需要紧急治疗。

五级：与不良事件相关的死亡。

这是一个国际通用的不良事件评价体系，也广泛应用于肿瘤放化疗期间的不良反应评价。有些不良反应需根据实验室检查结果评定（如骨髓抑制、肝肾功能损害等），但有些是根据患者自身的感受和对生活质量的影响评定的（如胃肠道不良反应、皮肤损害、口腔黏膜炎及溃疡等）。下面，我们就放化疗期间最常见的不良反应及应对方法做逐一说明。

2. 什么是骨髓抑制

骨髓抑制是指骨髓中的血细胞前体的活性下降，它是放化疗期间最常见的不良反应之一。血液中的红细胞和白细胞都源于骨髓中的干细胞，它们的寿命较短，需要依靠骨髓干细胞不断的分裂来补充。而化疗和放疗不仅会抑制癌细胞分裂，也会导致正常的骨髓细胞受到分裂抑制，从而使得血液中白细胞、红细胞、血小板等下降。

粒细胞平均生存时间最短，约为6~8小时，因此骨髓抑制通常最先表现为白细胞下降；血小板平均生存时间约为5~7天，其下降出现一般较晚；而红细胞平均生存时间为120天，受化疗影响较小，下降通常不明显。不同化疗药物及剂量、放疗剂量、患者个体化差异等都对骨髓抑制是否发生、何时发生、以什么为主要表现产生着影响。因此，在放化疗期间，要定期复查血常规，主要关注白细胞计数、中性粒细胞计数、血小板计数及血红蛋白这几项关键指标，来判断是否发生了骨髓抑制。

目前，放化疗后骨髓抑制的分度采用的是世界卫生组织抗癌药物急性及亚急性毒性反应分度标准（见表10）。通常来说，1度骨髓抑制可以继续当前治疗并密切观察，3度及以上骨髓抑制必须暂停该次治疗并给予干预。2度骨髓抑制是否需要干预，是否可继续当前治疗，或药物减量、延期等需要听从医生建议。每次验血结果出来后，患方都可根据该表格对自己的骨髓抑制情况有所了解，但具体决策需遵医嘱。

表 10　化疗后骨髓抑制的分度

	0	1	2	3	4
白细胞 /（$10^9 \cdot L^{-1}$）	≥4.0	3.0~3.9	2.0~2.9	1.0~1.9	<1.0
粒细胞 /（$10^9 \cdot L^{-1}$）	≥2.0	1.5~1.9	1.0~1.4	0.5~0.9	<0.5
血小板 /（$10^9 \cdot L^{-1}$）	≥100	75~99	50~74	25~49	<25
血红蛋白 /（$g \cdot L^{-1}$）	≥110	95~109	80~94	65~79	<65

3. 如何应对骨髓抑制

我们刚才了解了什么是骨髓抑制，骨髓抑制主要包括哪些，重点应关注哪些指标。那么，骨髓抑制应如何应对呢？

（1）白细胞及中性粒细胞减低：白细胞及中性粒细胞减低，会降低身体的抵抗力，容易出现感染、发热等症状。因此，首先应该注意保暖，保证休息充足，避免着凉、感冒，避免去人群密集处，降低感染的风险。

此外，应根据白细胞及中性粒细胞降低的程度选择一些合适的药物。1 度减低时，可采用包括利可君片、地榆升白片、鲨肝醇片等在内的口服药物。当达到 2 度及以上减低时，可皮下注射粒细胞集落刺激因子，即“升白针”。“升白针”可以有效升高白细胞，缩短白细胞减少持续的时间，从而减少继发感染的风险或利于控制感染。是否使用、何时使用“升白针”，需要医生根据患者的病情、身体状况、放化疗方案等综合评判后决定。

（2）血小板减低：血小板减低会增加出血倾向，因此首先应避免磕碰伤等以防意外出血。血小板浓度低于 $50 \times 10^9/L$ 时，易频繁出现自发性出血，最常见的就是皮下紫癜。而当其进一步下降，甚至低于 $20 \times 10^9/L$ 时，患者就会变得很危险，外伤、突如其来的颅内出血、消化道大出血等都可以严重威胁到患者的生命。因此，当发现血小板进行性减低时需要及时处理。

当 1 度减低时，可采用升血小板胶囊等口服药物，当达到 3 度及以上减低，或 2 度减低但医生认为有必要时，可积极皮下注射重组人血小板生成素注射液，即“升血小板针”。当血小板继续持续下降时，还可输注血小板治疗。

（3）贫血：化疗导致骨髓造血功能抑制，红细胞生成减少，会造成贫血。贫血可导致出现乏力、心慌、皮肤和黏膜苍白、免疫力下降等全身表现，也会导致化疗效果大打折扣。轻度贫血可通过口服生血宝合剂等药物，或多从食物中获取叶酸、铁等造血原料来调理（含叶酸较多的蔬菜包括菠菜、莴苣、香菜、西红柿、胡萝卜、花椰菜等，一些水果、豆类、坚果类食物及动物肝脏也含有较多的叶酸，含铁较多的食物是动物血、动物肝脏、黑芝麻等）。中度贫血在没有禁忌的情况下可通过重组人促红细胞生成素（EPO）刺激红细胞生成。如果出现重度贫血则需要及时输注红细胞治疗。

需强调的是，当出现贫血，尤其中重度贫血时，还应该除外其他原因导致的贫血，如消化道出血、缺铁性贫血等。

4. 如何应对肝功能损害

肝功能损害是放化疗期间常见的不良反应之一。化疗药物大部分通过肝内代谢，因此药物本身及代谢产物会干扰肝细胞内的代谢过程，导致肝内胆汁淤积、脂肪变性，或直接破坏肝细胞的基本结构导致肝细胞坏死等，引起肝损害。

化疗药物导致的肝损害主要表现为血清转氨酶（主要为谷草转氨酶、谷丙转氨酶等）、碱性磷脂酶及胆红素水平升高，重者还可伴肝区胀痛或伴有恶心、呕吐和疲劳，食欲减退等。若无基础肝病，放化疗导致的肝损害通常为一过性及可逆的。但严重肝功能损害也可能出现肝功能持续恶化，发展为慢性肝损伤，极少数还可能进展为急性/亚急性肝衰竭。因此，在放化疗期间要注意定期复查肝功能，关键在于及时发现，及时干预。

应如何应对肝功能损害呢?

（1）首先应明确患者是否合并慢性乙型/丙型肝炎及肝硬化，如果存在，需要联合规范抗病毒治疗，并更加关注肝功能异常问题。

（2）如仅发现转氨酶或胆红素轻度升高，不伴有其他不适，可配合双环醇、多烯磷脂酰胆碱、熊去氧胆酸等口服保肝药，继续治疗。

（3）如发现保肝治疗效果不理想，肝功能异常继续加重，应暂停治疗或药物剂量减低，并加强保肝治疗（可输注保肝药），直至肝功能逐渐恢复。

（4）排查是否还合并其他同期使用的药物（如中药、抗生素、他汀类药物等），并评估其对肝功能的影响，是否有继续使用的必要。

（5）不喝酒、不抽烟、不乱吃药、多喝水。注意合理作息，进食富含维生素、低脂肪的清淡饮食，食谱多样化，保证营养全面，以提高身体的耐受力。

5. 如何应对肾功能损害

肾功能损害也是放化疗期间常见的不良反应之一。许多抗肿瘤药物及其代谢物均通过肾脏排出体外，在肾脏中的浓度较高，所以容易造成肾小管损害和肾小球损伤，出现蛋白尿或肾病综合征，严重者还可引起血清肌酐与尿素氮升高，甚至引起高钾血症、肾衰竭等。因此，在放化疗期间要注意定期复查生化及尿常规，关注肌酐、尿素氮、尿蛋白、钾、钠、氯等指标，及时发现，及时干预。

应如何应对肾功能损害呢?

（1）如果复查中发现上述指标异常，及时与医生沟通，确认是否可继续治疗。比如如果仅发现尿蛋白 1+，其余指标一切正常，患者尿量正常，无不适，那么很可能可以继续治疗并密切观察；但是如果患者肌酐或尿素已经明显升高了，那么很可能需要暂停用药。因此，需要与医生及时沟通，确定治疗方案。

（2）排查是否还合并其他同期使用的药物（如中药、抗生素、止痛药等），并评估其对肾功能的影响，是否有继续使用的必要。

（3）饮食方面，如考虑肾功能损害，应该尽量少食用含嘌呤高的食物，如大豆、花生、带鱼、豆制品、沙丁鱼、鸡汤、鱼汤、肉汤、动物内脏等，因为这些食物会在代谢的过程中产生过多的尿酸，从而加重肾脏负担，不利于患者康复。可以清淡易消化的食物为主，如瓜果蔬菜等。尽量低蛋白饮食，并以优质蛋白摄取为主，如禽蛋、瘦肉、乳类等。

6. 如何应对胃肠道不良反应

胃肠道不良反应也是放化疗期间最常见的不良反应之一，主要表现为厌食、恶心、呕吐等，这主要与放化疗刺激大脑中的呕吐中枢或损伤胃肠道黏膜有关。很多患者排斥放化疗，就是因为听说做化疗或放疗会吐得很厉害，很痛苦，因此产生恐惧心理。胃肠道不良反应轻则影响生活质量，重可导致治疗中断，更严重时甚至可能引起脱水、电解质紊乱，进而影响全身多脏器功能等。因此，我们应重视放化疗期间的胃肠道不良反应的处理。

应如何应对胃肠道不良反应呢?

（1）及时合理配合药物治疗。药物治疗仍然是减轻放化疗所导致恶心、呕吐最主要的办法。目前临床常用的止吐药物有五羟色胺 3 受体拮抗剂（如昂丹司琼、帕洛诺司琼等）、NK-1 受体拮抗剂（如福沙匹坦、阿瑞匹坦等）、多巴胺受体拮抗剂（如胃复安）等。化疗后1~3天通常是胃肠道不良反应的高发期，因此每次化疗后可在该期间预防性口服止吐药物，减轻不良反应。

（2）饮食方面，当反应较重时，可以新鲜米汤、藕汁等流食为主，慢慢加入蛋羹、挂面汤等半流质食物，食欲恢复后，再转为正常饮食。适当进食优质蛋白，高维生素、清淡易消化的食物。

（3）有时胃肠道不良反应也与恐惧、紧张等负面情绪有关。因此放松情绪，听舒缓音乐或家属陪伴以转移注意力等都会有所帮助。正确的心态，恰当的心理舒缓与药物治疗同样具有价值。

（4）若呕吐严重，导致无法进食，应注意及时就诊，给予止吐、静脉补液等，以防脱水、电解质紊乱等情况发生。若发生此类情况通常需要暂停当前治疗。还有一点需要注意的是，在通过积极止吐治疗仍无效的情况下，还需要警惕其他致吐的原因，并进行排查。

7. 如何应对腹泻

腹泻也是放化疗期间较常见的不良反应之一。它主要是因为化疗药物对肠壁细胞产生直接的毒性反应，引起肠壁细胞坏死及炎症，造成吸收和分泌之间的失衡。另外癌症患者患病时间长，思想紧张、焦虑，导致胃肠自主神经功能紊乱，也是引起腹泻的原因之一。放化疗所导致的腹泻通常表现为喷射性水样便，一天可数次甚至数十次，不仅增加患者的痛苦，影响生活质量，严重者还可合并不同程度的脱水及电解质紊乱。

应如何应对腹泻呢?

（1）及时合理配合止泻药物治疗。常用的止泻药物包括洛哌丁胺、蒙脱石散等，可按说明书服用。此外，地衣芽孢杆菌、双歧杆菌等肠道益生菌对于调节菌群失调、缓解腹泻也有帮助。

（2）若腹泻严重，通常需要调整化疗药物的剂量，甚至暂时中断治疗。如果伴脱水，还需要及时就医，进行静脉补液、调节电解质平衡等，维持人体所需水分和能量。

（3）饮食方面，建议以易消化、低脂肪食物为主，避免辛辣、刺激、过冷、过热的食物。而且此时要尽量禁止食用奶制品，以避免加重腹泻。

（4）护理方面，进餐前后、睡前晨起时建议用盐水或漱口水漱口，保持口腔清洁，减少口腔中的细菌随食物进入肠道引起肠道感染。注意腹部保暖，避免腹部受凉，可配合热敷。此外，反复腹泻可能会造成肛周皮肤溃烂、溃疡，甚至导致感染。因此患者在每次便后用软纸擦拭后，用温水洗净，软纸擦干，并在肛周皮肤外涂氧化锌软膏，保持皮肤干燥。如果肛周皮肤已经破损，在用温水洗净后要先消毒再涂抹湿润烫伤膏保护肛周皮肤。

此外，腹泻的原因多种多样，也需要警惕其他原因导致的腹泻。比如胰腺功能受损，胰酶补充不足导致的消化不良所致腹泻；食物中毒或不洁食物导致的肠炎所致腹泻等。此时，需要配合胰酶肠溶胶囊或抗生素等针对性治疗。

8. 如何应对皮肤损害

一些化疗药物（但不是全部）在治疗肿瘤的同时，会对皮肤造成损害。

有些药物对头皮内的毛囊细胞有损伤作用，导致病人脱发。但这个脱发通常是可逆的，在停止化疗 1~3 个月后，毛发会重新长出。除了脱发，有些化疗药物的强刺激性还会引起全身皮肤瘙痒，使得皮肤受损、干燥，也会造成明显的刺痒感，甚至表皮脱落。另外，还有些化疗药物会导致皮肤色素沉着，表现为皮肤颜色变黑，尤其在脸部更加明显。这是因为药物对血管造成损伤，使血管壁通透性变化，造成静脉壁的增厚和炎性改变，形成色素沉着。

应如何应对这些皮肤损害呢?

（1）脱发：化疗药物所致的脱发对病人的身体并没有不良影响。主要问题是由于脱发产生的自身形象的改变。这对某些患者来说可能会有一定的心理压力和思想负担。而脱发后可以通过佩戴假发恢复形象，停止化疗后，头发也能重新长出，其实对此产生的心理负担是没有必要的。因此，即将要接受化疗或正在化疗的患者，对化疗药物所致脱发一定要有正确认识，避免由于认识不够而带来不良心理。

（2）皮肤干燥、瘙痒：建议穿着舒适柔软的衣物以减少衣服带给皮肤的摩擦。保持皮肤的清洁干燥，用温水沐浴，避免使用刺激性皂液清洗，浴后使用松软的毛巾轻拍干皮肤，涂上润肤乳保护皮肤。瘙痒时不能抓挠，可适当口服抗组胺药物。

（3）皮肤色素沉着：皮肤色素沉着对人体也没有本质伤害，这种现象也是暂时的，停药后皮肤颜色会逐渐变浅，患者不要有顾虑。同时要注意保持皮肤清洁，定时洗浴，不要用过热的水或有刺激性的肥皂、浴液。外出做好防晒准备，避免阳光直射。必要时可口服和外用抑制色素代谢的药物，如维生素 C、半胱氨酸等。

9. 如何应对口腔黏膜炎及溃疡

一些化疗药物在杀灭肿瘤细胞的同时，对更新较快的黏膜上皮细胞也有明显的杀伤作用，可抑制上皮细胞内 DNA 和 RNA 及蛋白质的合成，影响细胞的复制和增长，导致基底细胞更新障碍，引起黏膜萎缩，形成口腔黏膜炎及溃疡。而且化疗使病人的身体免疫力下降，溃疡部分成了细菌侵入的门户和通道，口腔内细菌增殖活跃，毒力增强，菌群关系失调，致使口腔溃疡加重。

口腔黏膜炎及溃疡应如何应对呢？胰腺癌患者的病程通常较长，口腔内卫生条件差，为预防黏膜炎及溃疡，需要做好口腔护理。如睡前不再吃有刺激性的食物，每餐后、睡觉前使用软毛刷刷牙漱口，两餐之间用漱口液漱口。对已发生口腔炎的患者，每次漱口后可局部涂抹维生素 E 液。

10. 如何应对手指足趾麻木（外周神经毒性）

一些化疗药物如奥沙利铂、紫杉醇等可能会导致神经毒性，对外围神经或自主神经造成损伤。其主要表现为感觉异常、弱化或缺失，患者会自感麻痹、刺痛、烧灼等。这种感觉障碍通常是从四肢末梢开始的，可以向躯干蔓延并逐渐加重，严重的甚至会引起运动障碍。

有些药物（如奥沙利铂）可诱导急性神经毒性，这通常发生在静脉输注时或输注结束后数小时内，表现为手足麻木、疼痛、肢体远端或口周感觉异常或缺失。这种毒性遇冷诱发或加重，一般在几小时或几天内缓解，多与输注速度有关。更常见的是慢性神经毒性，这通常与药物累积剂量相关。其通常发生于用药后几个周期内，主要表现为感觉神经功能障碍，如肢体感觉异常伴麻木，严重时可能会出现触感消失、感觉协调障碍，甚至是精细感觉运动协调缺陷，如不能系衣扣、写字、握住物体等。研究发现慢性神经损伤通常也是可逆的，大多数患者在停药后 6~12 个月症状逐渐减轻或消失，但也有的可持续数年。

应如何应对外周神经毒性呢？

（1）对于可能引起急性神经毒性的化疗药物，在每次输注药物时应注意减缓输注速度，延长给药时间。

（2）化疗周期中若出现手脚麻木应注意密切观察，若外周神经毒性持续性加重，应注意药物减量，甚至暂时中断化疗，避免药物蓄积造成的不可逆的神经损伤。

（3）用药期间手、足注意保暖，尽量不要触碰或进食冷的食物，以避免诱发或加重神经病变。化疗期间可同时使用神经营养剂（如甲钴胺、维生素B类、谷维素），必要时使用神经递质再摄取抑制剂（如度洛西汀）等，可在一定程度上减轻神经毒性。

（二）关于放化疗还有哪些注意事项

患者除了需要了解及懂得如何应对各种不良反应外，关于放化疗，还有一些重要的信息是我们希望介绍给大家的。

1. 放化疗前必须有病理吗

这恐怕是我们在门诊遇到的最常见的问题之一。答案是：是的。除了极个别具有明确临床诊断标准（主要是肝细胞癌）的肿瘤外，任何其他恶性肿瘤放化疗前必须有明确的病理。事实上，不仅是放化疗，也包括靶向治疗、免疫治疗等，只要是除了手术以外的其他针对恶性肿瘤的治疗，都需要明确的病理结果。这一点在国内、国外各种指南、共识里面阐述得都非常明确。

首先，这样做对患者和医生都有益处。我们都知道，任何针对恶性肿瘤的治疗本身也会对人体造成毒性和不良反应，因此我们不可以仅凭“长得像”“应该是”这样的判断就贸然给人体使用这类治疗，让患者承担这样的不良反应，这样对患者是不负责任的。反过来讲，任何的抗肿瘤治疗也都存在风险，当有明确的病理诊断时，这样的治疗才无可争议，这样也可以避免医患双方不必要的矛盾与纠纷。

此外，活检病理还有一个非常重要的目的，就是指导下一步治疗。比如淋巴瘤，有很多种亚型，不同亚型采取的用药方案也不尽相同。因此，我们需要通过活检组织，在显微镜下观察，以及行免疫组化检查，确定其亚型，才可以知道应该采取哪种治疗方案。再比如肺癌，既分腺癌、鳞癌和小细胞肺癌，又需要检测*ALK*突变、*EGFR*突变等位点，只有通过活检病理掌握更可能多的信息，才能使下一步治疗更加准确适合。具体到胰腺癌，虽然除了传统的胰腺导管腺癌（PDAC）外，其他的病理类型比较少见，但也有神经内分泌肿瘤等其他少见肿瘤，其治疗药物也有很大差异。此外，通过活检组织进行基因检测指导胰腺癌的初始治疗决策也是目前及未来的发展方向。

2. 在哪里化疗都一样吗

另外一个常见的问题是，是不是在哪里化疗都一样。外科手术是非常复杂的操作，不同中心不同医生水平差异极大。放疗也涉及比较复杂的流程以及准确读片、勾画靶区等工序，且不同中心放疗设备也存在较大差异。因此，所有人都达成共识，外科手术和放疗绝不是在哪里做都一样，要尽可能到好医院大医院找水平高超的医生去做。然而化疗，只是将特定的几种化疗药按顺序输注或交给患者按规律口服即可，只要方案相同，看似在哪里做没有差别。是不是这样呢?

确实，化疗不像手术与放疗一样，对具体的技术操作或仪器设备要求那么高，因此，只要有一模一样的药物，它是相对容易在不同地区不同中心取得类似效果的。但是，也绝不是在哪里做都完全一样，化疗过程中也有很多需要关注的事情，也是很考验医生的经验和水平的。如基线检查和定期评效是否规范准确的问题，根据患者病情和身体情况对治疗方案的选择和调整的问题，在治疗过程中针对患者的反应进行剂量调整的问题，对各种毒性和不良反应的监测和处理的问题等。

因此，我们建议，在关键节点上（比如初始方案制订时，一线治疗疾病进展或无法耐受需要换方案时等），可以在好的三甲医院找到相关专业高水平的医生拿捏制订方案。具体到每一周期的用药治疗，如果长期离开所居住城市不是很方便的话，可以考虑回到当地去做。但是在当地做，也强烈建议找一个优秀的经验丰富的肿瘤内科医生来主诊，因为有时剂量调整、毒性和不良反应处理、影像学检查是否及时、增强扫描是否清晰等细节也会对整体的疗效和准确的疗效评估产生影响。

3. 为什么要做基线检查

很多患者可能不理解，为什么我 2 个月前曾经在外院做过片子、抽过血，在正式开始治疗前，医生还要求我在这家医院重新做一遍更清晰的片子再化验一遍血呢? 这里就涉及基线（baseline）检查的概念和意义。

所谓基线检查，就是在开始某一种方案的抗肿瘤治疗前，医生需要尽可能完善时间距离近的、清晰的、全面的影像学资料和肿瘤标志物等实验室检查，以作为将来治疗后评效的参照，也就是对比对象。无论是不适合手术的患者的一线治疗，还是手术后患者的辅助治疗，还是入组某一项临床研究，都需要完善符合要求的基线检查。因为，如果没有一个符合要求的基线检查，将来治疗后的复查结果就无从对比，就无法准确知晓患者是否可以从治疗中获益，就无法判断是应该沿用该方案还是更换方案等一系列诸多事宜。

因此，符合要求的高质量的基线检查是放化疗的第一步，也是至关重要的一步。患者应该积极配合医生完成基线检查。

4. 如何评估治疗效果

我们都希望能够在开始治疗前就准确预测某一位患者对某一种治疗方案的效果，从而对症下药。然而，目前这仍然只是一种理想，我们还不具备这种能力。因此，在为患者制订了一种化疗方案后，如果想准确了解患者对该方案的效果如何，我们只有在进行了一段时间的治疗后，对患者进行复查，并将复查结果与基线检查相比较，从而判断患者对该治疗方案的反应如何。这就是疗效评价。

疗效评价非常重要，因为这直接决定了后续的治疗方案是否继续，是否需更改。复查时间间隔太近，难以看出变化；复查时间间隔太远，如果效果不佳可能无法及时察觉、调整。因此，目前比较普遍的做法是，在进行 3 个疗程化疗，或大概 2、3 个月的化疗后，进行一次复查评效，以判断治疗反应如何。

复查评效通常包括两大部分，即影像学检查和实验室检查，而对比的对象则是基线检查结果，或者上一次复查评效的检查结果。因此，如果可能，我们通常建议患者最好在同一家医院进行基线检查及每一次复查评效，并且以相同的影像学检查手段（比如增强 CT 或 MRI）进行评价。因为同样的检查手段保证了前后对比的可靠性（有时 CT 和 MRI 很难直接相比较），而同一家医院的检查结果在电脑数据库里都有存档，这样比较方便在电脑中随时查看任何一次的检查结果，影像科医师在阅片时也可以从电脑中直接调取以前的检查进行比较。此外，不同医院实验室检查检测方法、仪器设备、参考区间都可能不同，这也不利于准确地比较各项指标（尤其是肿瘤标志物）的前后变化。

5. 为什么要买一本小台历

我们经常嘱咐患者，在化疗期间要自己买一本小台历（有的中心会发送给患者相关的手册，里面也包含日历），以便于勾画出重要的日子。说得直白些，就是“自己的事情自己要上心”。

我们都知道，化疗是分疗程的。为了避免化疗药物的蓄积，最大限度地发挥效果，根据不同药物的半衰期及代谢周期，不同的化疗方案用药规律也不同。有的方案 2 周为一疗程，有的方案 3 周为一疗程，有的方案每 3 周中输两次液，有的方案每 2 周中输一次液，还有的方案包含口服化疗药，需要服药 2 周，休息一周。所以，患者及家属需要与医生充分沟通，了解自己的用药方案、用药方式及用药规律。然而，医生要面对的患者有很多，他虽然可以在每次出院的诊断证明书中注明下次化疗的时间，但不可能做到提醒每一位患者什么时间应该怎么做。因此，就需要患者及家属自己摸清规律后，积极主动及时挂号、开单、抽血、联系住院等。

不同的医院、科室对化疗患者的管理习惯也不尽相同，有的办理住院在住院期间用药，有的办理当日出入院输注化疗药，有的在门诊有专门的日间化疗区域等。总之，无论在哪家医院治疗，都要通过前一两次的经验尽快摸清规律，并在小日历上按规律标注出接下来拟输注化疗药物的日期。通常在每次输液前两三天，患者都需要在门诊进行血常规和肝肾功能的检查，只有化验结果达标才可以按期进行下次的药物输注，否则需要先进行相应的治疗（比如皮下注射升白针等）。如果该医院每次化疗需办理住院手续，通常还需要提前在门诊开具下次的住院单，并及时联系安排住院的住院总医师，以避免延误。

6. 为何要关注自己的感受并及时反馈

虽然总需要去医院，但放化疗期间大部分时间，其实是在家度过的，除了家人外，没有任何医护人员可以 24 小时在身边观察患者的身体状况有哪些异常。因此，当患者在居家时有哪些不舒服的感受，要注意及时记录症状和程度，在下次治疗时及时反馈给医生。尤其是当觉得身体非常不舒服时，比如极度乏力、恶心、呕吐、腹泻、心悸、发热等，切记不可硬撑，必要时应及时就诊检查，并进行相应的处理，以免导致更加严重的后果。

（吕昂　朱向高　贾维维）

图书在版编目（CIP）数据

胰腺癌 / 郝纯毅主编 . 一北京：人民卫生出版社，2022.10

（肿瘤科普百科丛书）

ISBN 978-7-117-33271-2

Ⅰ. ①胰… Ⅱ. ①郝… Ⅲ. ①胰腺肿瘤 - 普及读物 Ⅳ. ①R735.9-49

中国版本图书馆 CIP 数据核字（2022）第 107236 号

人卫智网 www.ipmph.com 医学教育、学术、考试、健康，购书智慧智能综合服务平台

人卫官网 www.pmph.com 人卫官方资讯发布平台

肿瘤科普百科丛书——胰腺癌

Zhongliu Kepu Baike Congshu——Yixian'ai

主　　编　郝纯毅

出版发行　人民卫生出版社（中继线 010-59780011）

地　　址　北京市朝阳区潘家园南里 19 号

邮　　编　100021

E - mail　pmph @ pmph.com

购书热线　010-59787592　010-59787584　010-65264830

印　　刷　北京顶佳世纪印刷有限公司

经　　销　新华书店

开　　本　787×1092　1/16　印张：7.5

字　　数　130 千字

版　　次　2022 年 10 月第 1 版

印　　次　2022 年 11 月第 1 次印刷

标准书号　ISBN 978-7-117-33271-2

定　　价　45.00 元

打击盗版举报电话：010-59787491　E-mail：WQ @ pmph.com

质量问题联系电话：010-59787234　E-mail：zhiliang @ pmph.com

数字融合服务电话：4001118166　E-mail：zengzhi @ pmph.com

55检